身体，你好吗

ACI 营养师的健康法则

韦红宇　著

湖南科学技术出版社

致

营养学家韦红宇 大作 出版

袁隆平

2018·中秋·

前 言
preface

回想自己追求健康的历程，真可谓一路跌跌撞撞。我开始注重健康是在我 21 岁的时候。那时候一个人在美国生活，除了学习时间，其余时间就会看看电视节目或者看看书，无意中接触了一些养生类节目和书籍。我发现自己对于健康养生有着浓厚的兴趣，但当时的自己缺乏这方面的知识，以至于会百分百相信一些所谓专家的意见。做了很多看似健康却未必真正健康或者未必适合自己身体的事。比如：每天吃大量的水果，包括糖分很高的水果；每天喝大量的酸奶；每天早上喝一大杯的牛奶，当时天真地认为美国牛奶应该是高质量且营养丰富，多多益善，把小时候没有喝的牛奶统统补回来；每天吃全麦面包；每天吃红枣；经常拿玉米当主食；经常补充蛋白质粉；吃维生素 C 片，甚至用维生素 C 粉泡水喝；每晚喝一小瓶胶原蛋白等。可以说自己和小白鼠一样完完全全跟在商业宣称、一些专家后面走。当时的自己自认为过着一种"健康"生活，甚至当我的身体出现一些变化，比如大量的脱发，胸闷，体寒，下巴长痘，月经量减少，每天都很疲劳等表现时，我都不知道自己到底做错了什么！我很注意健康啊？为什么我的身体越来越差？现在当我在写这些文字的时候，我要拥抱一下我自己，感谢当年的自己虽然很失落但并没有放弃，一直坚持寻找正确的健康之路。直到进学校系统学习营养学知识，认识了很多营养学老师，尤其是我的导师，我非常感激她引领我走上这条路。学习营养学知识后，我才开始慢慢地找回健康，也回答了我自己以前所有的疑问。营养学带给我的不止是健康，也给了我人生的方向。在现代社会，我觉得在最好的年华找到人生的方向是多么的幸运！我热爱我的工作，它可以帮助很多人，我也可以通过这份我热爱的工作养活我自己，何其幸运。

接下来我想简单地和大家说一下"营养学"和"医学"的区别。营养学和医学属于两个完全不同的领域，营养学通过正确饮食、规律运动、良好的生活习惯等去预防疾病。

21世纪"预防医学"才是健康的关键。近百年来，西方医学在诊断和医疗领域上有许多突破性的发展，也确实帮助了无数的病人。但除了正统医学，推广"治未病"的预防医学也是重要的环节，预防疾病比治疗疾病更加有效。我想对于这一点应该没有多少人会反对。

因为医学的发展不应只着重于疾病的诊断与治疗。实际上，这是健康医学的时代。无论在中国还是美国，一股新的趋势正在形成，人们开始希望借助自身防御系统和痊愈机制来达到健康。

当今，健康不能只被分割为分子和化合物而已，和谐健康的整体有赖于身心灵的平衡。健康也绝不能只靠药物或营养素来维持，我们自身要积极主动。健康是主动经营出来的，每个人都应该全心全意致力于培养良好的生活习惯、规律的运动、健康的饮食，好的精神和能量状态。生命本来就具备健康走完一生的本能，我认为短暂的生命没有时间去生病。照顾好自己的身体，才可以更好地享受生活。

营养学中的预防医学不仅是一种观念，也是一种全面的生活体验。我们要以开放的心态去接纳和学习预防医学，许多旧观念与习惯需要改正，慢慢建立新的健康养生观点。在习惯法则中，我会告诉大家如何在看完这本书之后培养好的习惯。

很多人认为营养学养生很复杂，营养学确实包涵许多的疗愈体系，如：七大脉轮、正食法、顺势疗法、印度医学、体光摄影术、螯合疗法、草本疗法等。但是我这本书算是营养学入门，本书从精神法则、饮食法则、生活法则、习惯法则 4 个方面，告诉大家如何简单有效地利用营养学来养生。

我写的健康法则简单可行、合乎常理并且有效，没有任何极端的观点，我建议大家要小心所有较极端的健康建议，最重要的一点就是大家要对于自己的身体有耐心。如果你已经花了几年甚至几十年去伤害自己的身体，让身体变得非常不健康，就不要奢望身体几天就会好转。慢慢来，一定要相信自身免疫系统的强大。

一旦了解这些知识以后，你需要很大的决心去进行改变，也需要持续不断地训练来维持。如果你体验过病痛，就会觉得和病痛比起来，健康生活要容易得多。人活着需要尊严，这个前提就是要有一副好身体。因为没有了健康，就什么都没有了。

希望这本书可以帮助更多人掌握一点营养学知识，从而在生病时不会那么恐慌，不会病急乱投医，不会把希望全部寄托在医生的身上。我导师说过一句话："医生只能治你的急病，却无法让你健康。"完完全全的健康只能靠你自己去争取。身体绝对不会骗人的，一个人走过什么样的人生，都会表现在他的身上。

对我而言，营养学知识给了我健康，我很自豪地说30岁的我比20岁的我健康美丽得多。营养学也给了我勇气并且让我沉淀自己，当我重获健康并且可以掌握健康时，我对于自身健康存在的恐惧就消失殆尽了。因为知识就是力量，大多数的无力感都是无知的结果。学习得越多，能做的就越多，理论上犯的错误越少。在任何情况下，学习都有助于增强我们的信心。

注意：当选择营养学养生时不要偏废了常识，即使是西药，只要能够发挥疗效且没有任何其他的替代方法，就不要盲目地 去拒绝。但在做判断前，你要全面地评估是否还有其他更好的方法，而最后应以病人的全面健康为判断准则。

追求健康并不是为了永生，
而是为了全心全意享受我们拥有的时光。

——T. Colin Compbell

目 录
contents

第一法则

精神法则

The Laws of Spirit

概　述

当我学习营养学知识，导师第一节课说的就是关于"primary food"，即"首要食物"。当一个人吃得很健康，并不能被定义为真正的健康。凌驾于食物上方的是首要食物，它包含 4 个方面，即物理运动、人际关系、事业和精神。当你的首要食物健康了，你也就健康了一大半。因为健康不能只被切割为分子和化合物而已，和谐的整体有赖于身心灵的平衡。

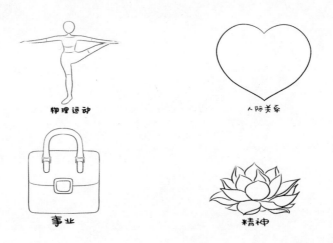

物理运动　　　　　　　人际关系

事业　　　　　　　　　精神

健康的层次和生命一样复杂，虽然身体与生俱来就有自净与自愈的功能，但只有身心处于和谐状态下才能运作正常。

正常状况下，人体就像是一台具有自我修复功能的机器，经由皮肤、肺、肾、直肠这四大排毒器官，进行自我清洁的功能。但除此之外，正面的思想、积极的态度，也是平衡生命的重要因素。

在当今复杂的生活环境下，我们需要更加努力去学习保护这些自然的平衡机制。如果它们失去平衡，疾病和衰老就很容易发生。

做到平衡的第一步就是探索你的"首要食物"。

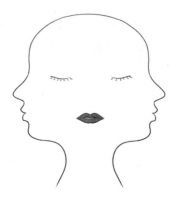

No amount of secondary food would do. You ate as much as you wanted，but you never felt satisfied. The fun，excitement，and love of daily life have the power to feed us so that food becomes secondary. Please take the time to explore your primary food as you journey through your life.

食物给你的永远不会是真正的满足！有趣、开心、充满爱的每一天，才可以真正满足我们的身心灵。请在你的生命中花一点时间去探索你的"首要食物"。

在我详细解释"首要食物"4个方面前，我想让大家了解什么是负面情绪、压力和能量。这样大家会更加轻松地明白为什么"首要食物"在我们的生命中扮演重要角色。

负面情绪

你是否因为消极想法感到疲劳？总是认为自己不完美？常常担忧事态恶化？是否在批评中渐渐抓狂？总是拿别人的生活和自己比较而感到失落？是否因为自己悲观的想法而错失良机？是否这些负面情绪让你深陷漩涡？

我们不仅仅要消化食物，我们还要处理情感。当我们不能很好地消化食物时，身体就会堆积毒素，产生自由基导致疾病。当我们不能很好地处理情绪时，就会产生情绪的毒素，情绪毒素以焦虑、愤怒、疲劳、悲伤等形式表现出来，如果我们长期积累情绪的毒素，最终就会产生疾病。

许多研究指出情绪对于健康的影响。这些科学性的证据非常明确，常见的负面情绪会伤害身心健康，让人容易生病，伤害到免疫系统。

人的思想和情绪都是一种生化行为。心理神经免疫学指出，人的感受、心情，以及各种观点都会影响其免疫系统。正向的思考、正面的情绪可以增强免疫力。反之，负面的情绪就会破坏免疫系统。因为人们不仅是通过情绪来体验情绪，还通过体内的每个细胞来体验情绪。

从心理学角度看，当总是消极地思考时，其大脑运作会变慢并且降低小脑的活跃度。当小脑运作变慢时，在解决问题上会产生困难。另外一个受影响的区域就是大脑额叶，它的特点是根据你最关注什么而决定什么是最重要的，如果总是消极地思考，那么更多的神经元会出来支撑消极的一面。丘脑也会感知消极的想法，但是丘脑无法分辨消极想法和危险想法，导致血压升高，影响心情。所以，当思虑太多时，压力油然而生，就会增加心理疾病的可能，如抑郁症、焦虑症和人格障碍。

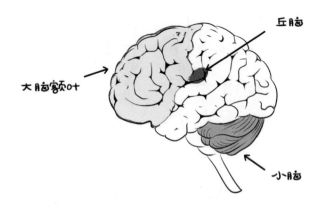

"不可只医身不医心"，这是柏拉图两千多年前写的。身体与心灵密不可分，既然两者都生病了那就该两者一起治好，否则就大大降低了让人体康复的机会。

现在可以肯定的是，负面情绪对人体功能会造成破坏性的影响，特别是免疫系统、内分泌系统、消化系统和神经系统。负面情绪会对自律神经造成刺激，血压升高，心率增快，呼吸频率与耗氧量增加；消耗更多的葡萄糖；肾脏的滤过作用、肠胃分泌和活动力会下降，影响消化系统与身体排毒功能。长时期的负面情绪会造成头痛、失眠、疲劳、食欲不振，并且会有逃避和厌倦生活的表现。下图总结了负面情绪对于身体的影响。

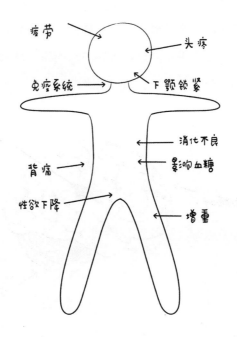

　　值得庆幸的是，我们完全可以通过很多方法来转换负面情绪，培养正面思考，改善健康。但是转换负面情绪是"知易行难"，大家一定要通过不断练习和大量的耐心去控制那些消极情绪。下面我来说几点控制负面情绪的小方法。

　　·探索你的"首要食物"。下面的章节会详细地说明 4 大"首要食物"。

　　·自我肯定，每天用肯定语句和自己说一句可以激励并且感染身心状态的短"鸡汤"。一天内反复重复这句话。

　　·避免否定。那些不了解你的人有时候给出的批评，可能伤害大过帮助，尤其是对于敏感的人，这些批评你也许会一直放在心上。所以尽量避免一些不了解你的人的否定。

· 发现你的负面情绪，在脑海中想象出一张纸，你把负面情绪写下来，再想象这张纸被大火付之一炬，永远消失不见。

· 发现导致你负面情绪的导火索，尽量避免它们。

· 分散注意力，做一些你喜欢的事。比如看喜剧片、听音乐或者画画等。

· 找一位愿意倾听并且给你正向意见的人。

· 写日记，每天写一件让你开心的事。

· 和镜子中的自己对话，每天和自己说一句美好的话。

· 不要臆想，并且乱下结论。比如，打电话给朋友，她没有回复，不要乱下结论。不要把自己的臆想强加在别人身上，这点很重要。任何的误解或者乱下结论都会带来负面情绪。

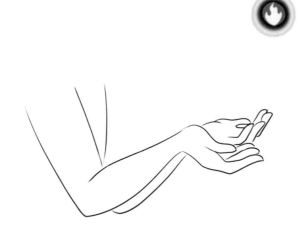

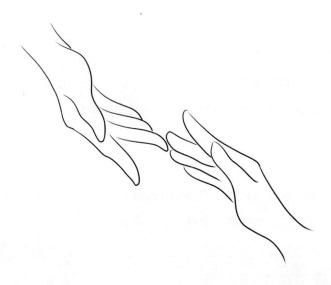

压　力

压力和疾病有直接关系！

现在回忆一下在你的成长过程中有没有出现过去某个地方就浑身难受？有没有要考试的那天早晨你就肚子疼不想去学校？或者公司有不喜欢的同事，每次和他／她共事就吃不下饭？有一篇报道说过，周一的早晨突发心脏病的中年人比其他几天都要多。这是巧合吗？还是对于工作的压力和恐惧导致周一早晨的心脏病发作？

美国医师学会指出，全美有三分之二的病人因为压力导致的相关症状而上门求诊。冠状动脉粥样硬化性心脏病、肺病、意外伤害、肝硬化、自杀，癌症与其他一些毛病，都是压力直接或间接造成的。

美国压力调查中心的报告也显示：有 75％～90％的一般门诊病人的病痛是压力导致的。单是美国，每年就消耗掉 50 亿美元的镇定药，50 亿美元的巴比妥酸盐，30 亿美元的苯丙胺（安非他命），以及 16000 吨的阿司匹林等。在 1988 年的医学报告就说过，未经适当处理的压力所导致的死亡率，大于因癌症、心脏病及吸烟造成的死亡率。

事实上，在心脏病发作后，康复与否的决定因素，不是完全取决于动脉是否阻塞等生理状况。还有病人的情绪，美国卫生教育及社会福利机构曾指出"对工作的满意度"还有"人生的乐观程度"是决定心脏病病人能否康复的重要因素。

许多压力往往已经存在很久，但人们却总是忽视它，直到身体承受不住而暴发出各种疾病时才肯正视它。

我们平时要花一点时间去观察自己的变化，注意身体的警示，有时压力不太明显又不太容易分辨时，肌肉紧张是很好的指标。你的身体可以作为指引，假如肌肉不紧张，感觉轻松自在，应该没问题；若你眉头深锁，总感觉胃难受，肩膀僵硬，全都有点紧绷状态，那这些就是身体在承受压力的表现。1997 年杜克大学的研究指出，每天有一点压力对于健康的影响远超过偶尔的一次重大灾难。

焦虑＋压力＝肌肉紧张

肌肉放松＝一定程度显示没有焦虑，没有来自压力的不良效应

压力是身心对任何扰乱平衡的改变所产生的自然反应，当我

们的认知和期望不符时，或无法完全掌握我们的失望时，压力就会出现。压力会使身体失去协调，导致负责体内平衡的两大主要生理系统——自主神经系统及内分泌系统失调。

压力、焦虑及紧张会抑制免疫系统及疾病，放松及平衡会带来健康

规律的按摩和放松肌肉是很好的缓解压力的方法。如果条件允许建议每个星期可以找专业按摩师来做全身按摩放松，每次按摩完都会觉得神清气爽！

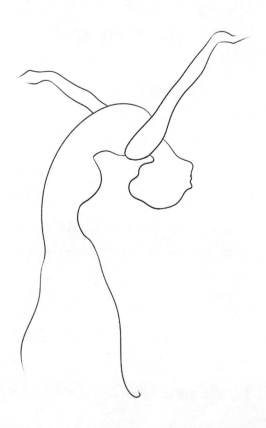

能 量

自从 2015 年开始接触到"能量"这个词，了解了它的意义，它就成了我生活中最重要的一个精神法则。"能量"是一个非常非常大的议题，我在这里只告诉大家如何简单地运用"能量"。

先举几个例子，在你的生活中有没有出现这种情况：你今天遇到一个昨晚失眠的朋友，他和你抱怨昨晚没有睡好，你有时候会说："噢，我很少失眠。"但是，当天晚上你就失眠了？

又或者你的朋友正经历离婚，你和她相处也会觉得很累？

当一个人抱怨"我没钱啊，我很穷"，然后他就真的越来越穷？

还有就是你有没有觉得一顿米其林大餐比不上你奶奶或者妈妈用心给你做的一顿家常饭？

你会不会很喜欢给你正能量的朋友？充满正能量的朋友总是让你开心和积极向上？

其实能量即是一切，它充斥在整个宇宙中。所有的人都有能量，所有的地方都有能量，所有的事件也都有能量。宇宙间原本就存在一种看不到而测得到的能量，我们称为"宇宙能量"，这种看不到的、超微粒子的光能，时时刻刻影响着我们。人类本身也是一个多能量的综合体，带有生物电能，分布在每个细胞和细胞之间，能量强时细胞活跃人体健康，能量弱时身体易遭受疾病侵害。

大家如何避免坏的能量呢？

·远离充满负面情绪的人，如：刚离异者，婚姻不幸福者，正处于家庭矛盾中的人，有严重童年阴影的人，有退休综合征的人，生病的人，消极的人等。

·远离充满负能量的地方：医院，火葬场，死过很多人的历史景点如珍珠港等。

·避免接触负面新闻：如关于战争的报道、恐怖袭击事件等。很多人认为这点是不是有点奇怪，其实一点也不。著名的营养学家 Andrew Weil 说过，当你通过视觉和听觉去看一些负面东西，就已经吸收了能量。所以他提倡一种信息断食，每星期选择一天什么新闻都不看，外出走走，爬爬山，不去接触任何的资讯。让我们的大脑、眼睛、耳朵从现代的资讯轰炸中脱离一天。我自己很喜欢这个"断食"，因为我看完一些关于暴力、恐怖袭击、血腥、饥荒等新闻时，除了让自己恐慌不安外，大多数时候我并不能改变什么。

·学会使用艾草和鼠尾草：这两种草都可以净化能量。中国人习惯用艾草，美国人常用鼠尾草。在美国的有机超市都可以买到鼠尾草，美国人在入住新房时常会点燃鼠尾草来净化能量。平时如果觉得自己身上负能量重，也可以用鼠尾草或者艾草熏一下。

我在家中常备鼠尾草，定期净化家中的能量。而且旅游时也会带点鼠尾草，在入住旅馆房间时，也用来净化一下能量。鼠尾草或者艾草的香气让我觉得心安和舒服。

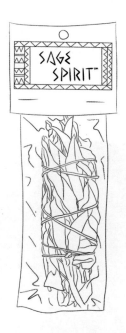

　　几个世纪以来，印第安人一直用这种神圣的白色鼠尾草来举行仪式，用于净化和祈祷。鼠尾草有时不会一次性烧完，所以当你想要熄灭鼠尾草时不要用水，而是用沙或者米去按压熄灭鼠尾草。

　　能量充斥在我们周围，当你去看、去听就已经会吸取到自己身上。所以，能避免负能量就避免。当你无法避免的时候，如：自己的亲人住院，你必须要去医院照顾他时，回家的时候可以马上洗澡，从头洗到脚，然后点燃鼠尾草净化能量。晚上睡觉前可以做深呼吸，深呼吸可以帮助人体排出负能量。具体如何做深呼吸，在后面我会有详细介绍。在我的微博"Nutritionist - CChu"也分享过一个去角质的DIY。

海盐＋橄榄油＝去角质 & 清除负能量

自己准备一小碗海盐，再倒入橄榄油，让橄榄油浸透海盐，就可以用来去除身体角质，用完之后皮肤会特别的光滑。这个DIY 的另一个好处就是可以清除负能量。大家可以尝试一下。

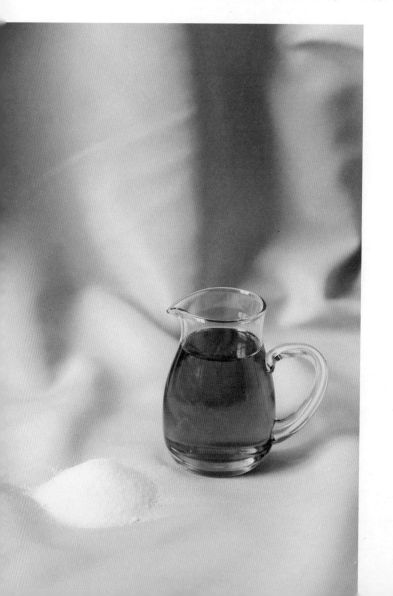

下面就正式开始介绍我们的四大"首要食物"，首要食物的健康可以帮助我们转换负面情绪、缓解压力、吸收正能量，平衡我们的健康。

物理运动（physical activity）

规律运动的益处

现在在看书的你还是在工作的你，是不是大部分时间都是坐着？大部分的时间你是不是都不活动？"运动"这个词汇并不是存在已久，而在工业化时代人们需要靠一种特殊的方式运动起来去保持身体的健康。你想一下你的爷爷奶奶，甚至爸爸妈妈是不是总会说在他们年轻的时候，出门办事要走半天甚至一天的路。爷爷奶奶几乎每天都要劳作。就连我自己现在回到高中读书的学校，都惊讶地发现以前我们中午放学，学生都是走回家，现在几乎都是骑电瓶车回家。工业化时代的交通越来越方便，我们现在生活的时代比以往任何一个时代都便捷。喝水不用去井里打水，洗衣服不用自己去动手，洗碗有了洗碗机；甚至到了夏天，人们在空调房都不用消耗体能去流汗，等等。越来越便捷的生活，反而使人们的活动量越来越少，因为缺乏活动造成的疾病越来越普遍。

长久的不良生活习气和懒惰，使得肌肉与肌肉间的筋膜容易黏附在周围的组织上，进而造成肌肉的僵硬与冻结，而这有可能带来身心疲惫的恶性循环。因此，我们一定要学会培养规律运动的习惯，高压力人群更应如此，因为这是走出情绪低潮与舒解压力最快、最有效的方法。

运动时会刺激大脑分泌一种称为"内啡肽"的激素，使身体获得舒适与愉快的感受，让人产生快乐感，甚至提高对疼痛的耐受性。执行规律的运动并配合正确的呼吸方式，不仅能舒缓紧张与压力，还具有许多健康效益，如促进心肺功能，增强免疫力，改善睡眠品质，维持体态匀称等，更能启发身心的自我疗愈。

适度运动可放松肌肉，有助于缓解身体紧张，并制造自然放松的状态。当然，运动也能产生激励作用让身体感觉更好。此外，运动已被证实能缓解抑郁症，促进身心健康。

很多人认为只有大汗淋漓的强度运动才被称为运动。其实不然，很多舒缓运动可以更好地锻炼身体，哪怕每天 10 分钟的拉筋运动都有很好的效果。日本有医学研究证明，假如一个人不断地做伸展运动，持续一年下来就可以延长好几年的寿命。我自己喜欢睡前拉伸一下肌肉，这个习惯有助于改善睡眠！你真的不妨试试。

关于运动要注意的就是请在自己体能限制内规律运动。最好的运动是既能用到大片肌肉又能增加耐力的运动。它可以包括 3 部分：心肺功能锻炼、力量或阻力训练、柔韧性训练。你的健身计划应至少包括其中两种。有氧运动是提高心肺功能最好的方法，包括快走、跳舞、登山、骑自行车等。一般心肺功能运动至少要持续 30～60 分钟。第二项就是力量或者阻力训练。这是可以利用手持重量或者机械来进行阻力训练。最后是柔韧性训练，可以选择瑜伽、普拉提或者拉筋。

运动方式有很多种，大家可以尝试着不同的运动，找到适合你自己的运动方式，这样有助于爱上运动。如果一项运动让你打心底地排斥那就放弃它，因为不喜欢的运动不会给你带来好的结果，也不会让你有积极性。用心找到一种或几种你喜爱的运动方式。你要学会享受运动，你要有种"一天不运动就浑身难受"的感受。

以下两个标准能让你了解，哪种运动适合你。

第一，当你做完运动，感觉比运动前好。这就表示你再度感觉焕然一新，活力充沛。如果一种运动，让你做完很难受，更加疲劳，而且需要躺下休息半小时以上，你就可以考虑换一种运动了。还有一点需要注意，运动可以促进新陈代谢，但身体在疲劳时运动，反而会生成自由基，破坏免疫系统。

第二，这种运动让你的心智处于正面状态。

我自己就尝试过不同的运动方式，如：瑜伽、快走、潜水、拳击、芭蕾舞、爬山。然后我发现自己最爱的运动居然是拳击！每天半小时的拳击，我感觉每次打完后通体舒畅，可以很好地帮我缓解压力和维护体型。而且运动于我而言，是让我"遇见更好的自己"的一个主要途径。想要遇见更好的自己，开始运动吧！每次给自己定一下小目标，比如：接下来两个月，我要看到自己的马甲线；再然后我要翘臀等。把你的目标写下来，贴在你早上一起床就可以看到的地方，然后打卡加油！

运动是一种修身亦修心的行为。找到适合你的一种或几种运动方式，开始有规律的运动吧！

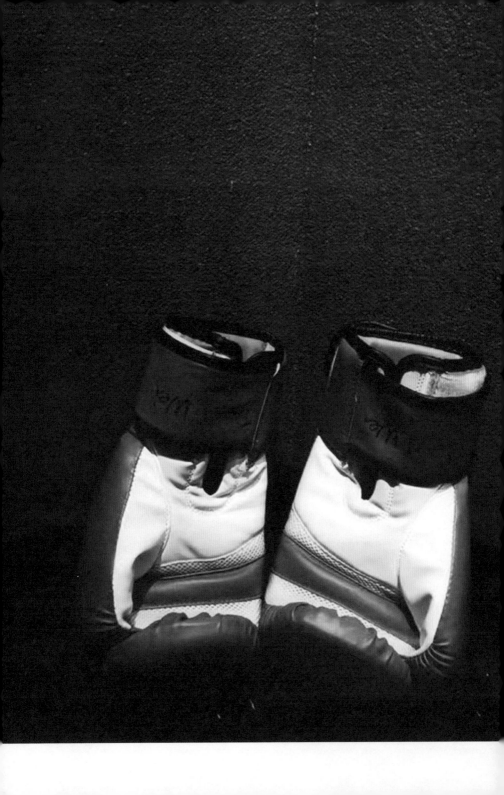

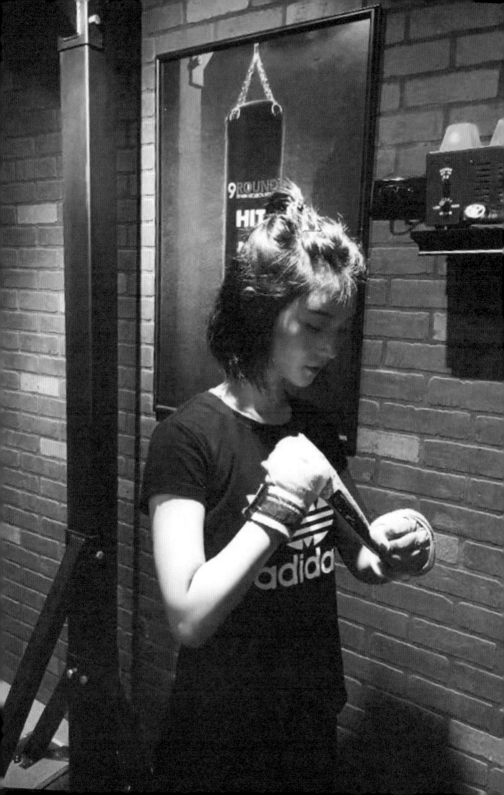

人际关系（relationship）

我们人体每天都需要各种各样的维生素，如维生素 A、维生素 B、维生素 C、维生素 D、维生素 E 等，但是我们同样需要"维生素 L"，维生素 Love（爱）。

关系始于自身。所以从深层次上了解、喜爱并接受自己是人际关系的第一步。我喜欢通过静坐和自己沟通，究其原因就是我爱我自己。我认为当一个人有爱自己的能力时才可以去爱别人。学会爱你本来的样子，爱你所在的地方。学会成为自己最好的朋友，对自己有耐心和体贴。学会爱上自己不完美的身体和自身其他的瑕疵。但是爱它们并不表示不去做改变，爱自己的同时要不断努力让自己越来越好。无论对于哪种人际关系，我们首先都要确保自己是一个"完整的人"才有可能去维护好人际关系。成长为最好的自己的方式就是通过关系这面镜子审视自己。

平衡的生活离不开健康和充满爱的关系

显然，我们的生活对于有些关系是不自主的，比如和孩子、父母还有家庭成员。但是有些关系是我们可以自己选择的，比如朋友、爱人。

就我自己而言，对于可选择的关系，我一直坚持的一个原则就是：远离所有给我负能量，让我感到压抑的人。朋友之间、爱人之间我希望保持一种舒适的关系。彼此尊重、彼此喜欢、共同进步。

爱的练习

・给别人你全部的注意力，放下你的手机

其实无论你现在处在什么样的人际关系中，它都在影响着我们的方方面面。平衡的生活离不开健康和充满爱的关系。但是现代社会让人们越来越隔阂，一个人生活都不需要和人接触了。买菜不用去农贸市场直接网上下单就好了，不用写信或者打电话直接邮箱发送，不用去银行直接使用网上银行，现在甚至连收费站都不要人工服务直接电子刷卡，等等。生活越来越便捷的同时，人与人之间的联系却越来越少。独立自主隔绝了我们，使我们完全独立于其他人。但人本质还是群居动物，在 20 世纪 60 年代早期，孤儿院的婴儿即使在营养充足的情况下，如果没有爱抚、拥抱和亲吻，还是会出现死亡。你有没有发现现代社会文明科技越来越发达，但是老人得焦虑症、年轻人得抑郁症人数在不断增加！每个人都要学会放下手机，多和家人、朋友，甚至你的邻居多沟通。给和你在一起的人全部的注意力。

・学会感恩

美国一个盛大的传统节日就是"感恩节"。说实话我特别喜欢这个节日。是在美国的第一个感恩节，让我慢慢地有意识去学会感恩。感恩生活中遇到的每一个好人、感恩你身边发生的每一件好事、每天用日记去记录所有让你心怀感恩的事。学会感恩是很好的爱的练习，它帮助培养好的人际关系。

・时常拥抱和接触

肢体的接触无疑是传达爱很好的一种方式。可以去拥抱朋友、拥抱父母、拥抱邻居、拥抱宠物。以前在美国看到一个民间组织，在街头举着牌子，上面写道"你愿意给艾滋病病人一个拥抱吗？"我看到很多人都自动上去给了他们拥抱。这些拥抱是多么的美好！

简单的触摸对于人体功能的健康运作至关重要。实验室中对老鼠的研究显示，在食物和触碰都被剥夺的情况下，小老鼠会优先选择触摸，而不是食物。

在人类身上，获得充分触摸和母爱的孩子，长大后比得不到母爱的孩子情绪更加稳定。缺少触碰，身心之间的联系可能一直停滞在未发展阶段。

一个简单的伸手触碰他人的举动，就可以带来安抚效应。

• 随意善行

把家里的矿泉水瓶子送给拾荒老人、帮你的朋友带一份午饭、给夜里走路的人留一盏灯，等等，随意的善行可以提高人际关系。

• 学会原谅

原谅别人也是原谅自己。如果总是生活在抱怨和不宽恕中，自己也不会快乐。

• 培养情商

丹尼尔·戈尔曼的书《情商》说过，"当一个人情商很低，那么智商不管高低都不重要了"。现实生活中，无论是人际关系还是事业成功，更多的是靠情商而不是智商。

生病期间的人际关系

健康的人需要爱，生病的人更加需要爱。生病期间的负面情绪会造成比病痛更大的伤害。人在生病期间尤其是遭到重大病痛时，在传统治疗过程中身体会受到很大折磨，这时更加需要情感上的支持，家人、朋友、爱人提供心理上的支持将会使病人康复得更快更好。倘若此时，人际互动还存在压力的话，必须尝试将其改善，或者选择回避，陪伴的人也要学会安抚病人的情绪以及偶尔的反社会行为。

幸福循环

在我的微博中分享过一个视频哈佛大学 80 年关于"什么样的人活得最幸福"的研究成果。自 1938 年开始，他们研究了 724 位男性的一生，年复一年地去了解他们的工作、家庭生活、健康状况。80 年的研究成果显示：良好的人际关系可以让人更加快乐和健康！

由血液检查可发现，当人感到真正的幸福时，能活化免疫功能。而且，觉得幸福时，神经系统中的副交感神经处于优势，因此压力会减低。压力降低可以抑制自由基，这种"好"的状态经由副交感神经传送至脑部自主神经中枢，接收到这种资讯的大脑会再次体会到"好幸福啊"。也就是说，以真正感觉幸福为动机，形成了"感觉到幸福"—副交感神经占优势—压力减轻—副交感神经占优势—传达至脑—心中充满了幸福感的幸福循环。

人类的身体，无论是免疫系统，还是激素系统或者神经系统，不可能单独发挥作用。所有的系统相互影响，一旦形成良性循环，整个身体就会往好的方向发展。这种幸福的循环开启后，整个身体的细胞就会活化。因为爱而感到幸福感的人，自愈力也会随之提高。

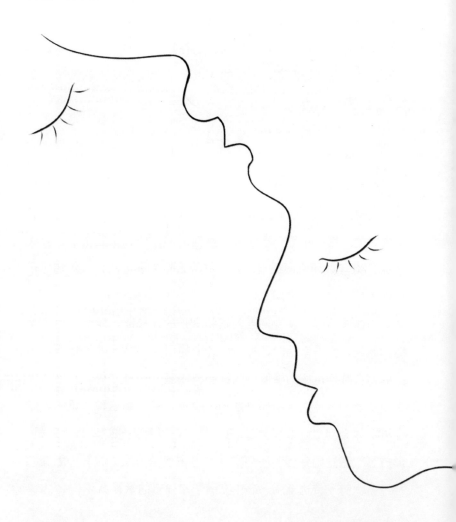

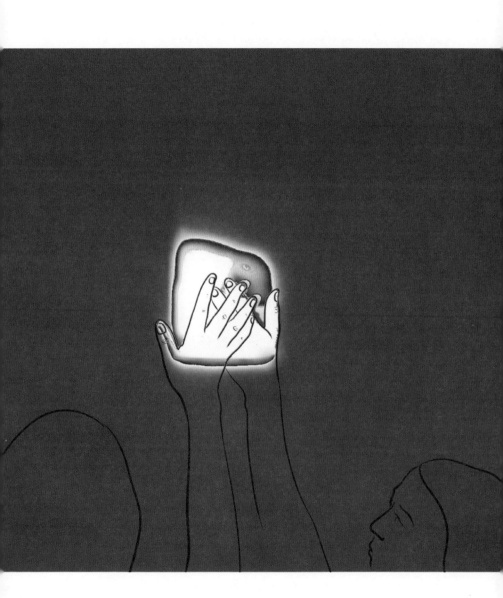

◎◎◎◎

"There isn't time, so brief is life, for bickering, apologies, heart burnings, and callings to account. There is only time for loving, and but an instant, so to speak, for that. The good life is built with good relationships."

——Mark Twain

时光荏苒，生命短暂，不要浪费时间在争吵、道歉、伤心和责备上。用时间去爱吧，哪怕只是一瞬间，也不要辜负。美好人生，从好的人际关系开始。

——马克·吐温

事　业（career）

可以断言，世界上所有伟大之物都是凭借激情成就的。

——黑格尔

生活的意义就是过有意义的生活。在我看来，工作是让生活有意义和富有激情的主要途径。在前言中我已经说过，营养学给了我人生的方向。有了喜爱的工作就有了人生的方向。我喜欢自己作为营养师的工作，工作让我觉得充实。我的工作可以帮助很多人，我也可用这份自己喜欢的工作养活自己。

那你呢？你热爱你的工作吗？在你阅读下面的内容之前，请你不要有所保留地填写下面米歇尔 S. 芳汀的表格，请务必遵从你自己的内心，真实的填写，不要害怕别人会看到。

1. 我喜欢：

2. 我的天赋是：

3. 只要做以下的事情，我就会忘记时间：

4. 我能花一天的时间去做一件事，而且都不会觉得无聊：

5. 如果我辞职了，我会：

6. 我酷爱：

7. 我一直想学更多关于：

8. 退休之后，我想：

9. 如果不考虑钱的话，我会：

10. 为别人服务，我喜欢做：

现在重新看一遍你的回答，圈出反复出现的两个主题，比如：我自己的是"SPA"和"写书"；也许你的答案是玩游戏或者逛街等。一旦你圈出反复出现的主题，将次数出现最多的两个主题写在下面的空白处。然后拿出一张白纸自由自在地写出一段话。内容就是用这两个反复出现的主题创造出一份你的梦想工作，详细地描述这个工作出现的方方面面，包括工作地点、工作时间、工资多少、接触到哪些人等，尽情地去写下来。

主题 1：

主题 2：

这份表格当年对我产生了很大的启迪，我当时在纸上随意挥洒的一段话，我至今确实在慢慢实现了。很多好的事情我自己都搞不清怎么实现的，但它就是很神奇地实现了。

现实 vs 梦想

我希望每个人都可以找到一份自己喜欢的工作，远离让你感到压力或者有害健康的工作环境。现代人工作压力很大，大多数人每天至少工作 8 小时，如果工作环境让你感到特别压抑，或者直接有害健康，那就算你吃得再怎么健康，身体也不会健康。前面我已经提到持续性的压力对于人体的伤害超出你的想象，有研究显示压力通常不是来自于生命中的重大问题，而是生活中很多未妥善处理的小事的积累。而且由压力导致的负面情绪一旦产生，就会在心、脑甚至全身通行无阻。一天呆 8 小时的地方，请尽自己所能选择一个让自己舒心的工作环境，这点对于健康至关重要。

但是大多数的现实却是很多人不得不做一份自己不喜欢但可以养家的工作。甚至有的人通过上面的表格都找不到自己的热情点在哪里，没有办法创造一份梦想工作。你不知道你喜欢什么？你也不清楚你的天赋在哪？这时候请你审视一下你自己的生活，如果十年如一日，总是重复着同一种生活，而且你没有办法爱上你现在的工作，那是时候改变一下了。首先做的就是坦诚面对你自己，去寻找你的热情点和天赋。注意留意自己的变化，或者问问你身边的亲人或者朋友，去找寻你感兴趣的事，你愿意花费一点时间更加深入了解的事。有的人无意发现自己好像很喜欢潜水；有的人发现自己好像对于打游戏特别感兴趣；有的人甚至发现自己最喜欢的事就是睡觉，等等。你的热情点可以是任何事情。

有时候现实和梦想不冲突，你只要花点时间去找出他们之间的关联。这就是为什么有的人喜欢睡觉，他可以成为工资很高的试睡师，公司出钱让他们到处旅游去试睡不同的酒店。有的人喜欢打游戏，也可以通过打游戏来生活。如果当你的梦想职业不足以支付你的账单，也没有关系。你可以继续白天的工作，利用空余时间来做你喜欢的事，慢慢把它发展成你的梦想工作。比如：有的人很喜欢潜水，但是每天都要工作，有房屋贷款要还，而且还住在内陆城市。那要怎么去发展自己的梦想工作呢？这时候你把假期都积攒起来，每年带着家人去海边城市度假，顺便去学习潜水。一般学习潜水分为理论和实践，学习时间较短。你利用每次的假期多多练习，很快就能学会潜水。平时工作期间，多看潜水视频，慢慢尝试去考教练资格证。当你有资格教别人潜水时，到了假期不仅可以带上家人还可以找一些想学潜水的人一起去，你可以教别人潜水又可以赚钱。慢慢地最好在海边城市投资房产和成立旅游潜水观光公司，每年组团带人去世界各地潜水，如古巴、夏威夷等。这件事有无限可能。所以你看每个人都可以创造生活和事业，只要你自己知道你到底想要什么！

在我身上，我的工作就是我的人生目标。其实在我身边也有很多热爱着自己工作的人。在他们身上总是可以感到对于工作的热忱，我喜欢和这些充满正能量的人在一起。比如：我很喜欢做

SPA，美容师对于我来说很重要。在我尝试过不同的美容师后，很幸运地认识了现在的这位美容师小 Angel，她的年龄很小，但是手法非常专业。在她的身上我可以感受她对于这份工作的热爱。她每次给我按摩我都可以感受到她的用心。

再比如，我去厦门旅游时，在厦门一个非常嘈杂的夜市，我看到一个小男孩在街边帮别人打"王者荣耀"挣钱。让我惊讶的是他是一位自闭症病人，但是我感受到他对于打游戏的喜爱。他靠打游戏挣钱我也觉得佩服。

你我在生活中都在扮演不同的角色，你要确定你要成为哪个角色，然后开始书写你自己的剧本。

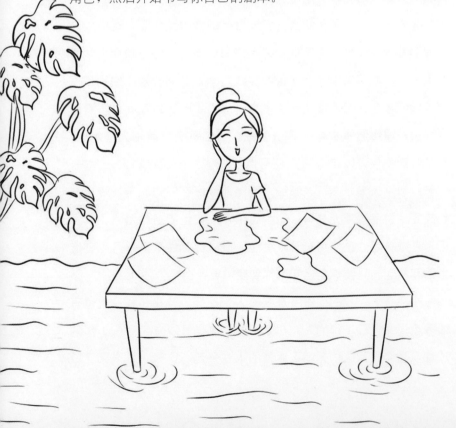

精　神（spiritual）

对于首要食物的平衡，精神的塑造尤为重要。精神很难描述，大部分的人不理解精神真正意味的是什么。在现实生活中我们经常听到的话就是"做这件事让我有精神上的满足"，"这个人精神世界很富足""他是我的精神食粮"，等等。我想精神的意义最通俗易懂的概念就是内在意识，所以精神练习就是拥抱精神上的自己。由于身体、思想、灵魂和精神是相互关联的，因此当我们开始培养内在意识，我们就会开始明白"自己想要的到底是什么"和"做决定时也不再纠结，听从内心的声音就好"。

塑造精神的方法有很多种，但是我觉得最有效的方法就是静坐（冥想）和深呼吸。

静坐／冥想

世界各地有超过六千份的研究报告证实：静坐可以让人身心灵更加健康，静坐越来越普遍地成为自我疗愈的方法。

过去，只有几个主要宗教会把静坐当作发展高层意识这个复杂过程的一部分。现在静坐很普遍，越来越被大多数人所接受。在美国学习的期间，几乎所有的人都知道"Meditation"这个词，很多人都会抽出一点的时间去静坐。我最喜欢的女星 Miranda Kerr 每天早上 6 点起床就会开始静坐（我微博中有分享她静坐的视频），而且越来越多的学校专门设有静坐室（Meditation Room）提供给学生课间休息时静坐。在中国，也有越来越多的静坐课程，但大多数是在寺庙里进行。

澳洲精神科医生艾恩思里·米尔斯博士发现静坐可以舒缓疼痛，而且他进一步了解到静坐的更多功效，于是用静坐来帮助病人解决与压力、焦虑有关的病症，如恐慌、忧郁、高血压、过敏、神经紧张等。米尔斯博士表示，只要规律地练习静坐，就能重拾平衡的状态并维持一整天，帮助人们自动重返健康这个平衡状态。

静坐/冥想的好处：

• 通过静坐释放压力。生活中的压力很难避免，我们要学会正确处理，我们需要的是释放压力的管道。

从生理方面的改变来看，静坐可以稳定血压，还可以缓和人体对于压力的反应，也就是提升副交感神经的效果。

当我们处于压力状态时，身体会产生大量压力激素来应对压力。研究表明，静坐者在面对压力时，不但体液中的压力激素会明显下降，免疫系统对于压力的反应也较佳，这就说明静坐者对于压力的耐受性高。

• 静坐可以降低人体对于氧气的需求，可以提高血液中的氧气浓度。一个人如果在正常睡眠过程中，需要经过5～6小时才可以明显降低对于氧气的需求，但人体在静坐初期，一瞬间就会把对于氧气的需求降到比睡眠时还要低，静坐过程身体对于氧气大幅度减少，但可以让细胞达到最好的氧合效应。

• 如果运动员学习静坐，不但对氧气需求会比别人低，细胞含氧量又比较高，而且肌肉细胞也不容易疲劳，这对于体能的提升肯定有很大的帮助。

相同的道理，现代人长期处于压力下，身心逐渐失去平衡，以至于疾病的产生，如果可以提早学习静坐，可以改善这个状态。

· 小孩子如果练习静坐，最直接的好处就是集中注意力和开发智力。

· 最终的研究发现，静坐不仅可以改变一个人的脑波频率，更重要的是让脑波同步共振。静坐可以带来脑部结构上的改变，一般来说，大脑退化过程中，大脑皮质会越来越薄，静坐可以维持大脑皮质高水准，让大脑维持在健康状态。现代人记忆力退化越来越严重，静坐可以改善记忆力退化。

· 静坐不仅可以让脑波共振，还可以让心率跟着同步，此刻就是所谓的天地合一。

· 静坐能消除焦虑及压力，降低体内可放松的浓度，使免疫系统正常运作，让身体自我修复。

· 很多慢性病，可以通过静坐和饮食调理，恢复健康。

· 到目前为止，静坐与疾病的实验没有负面结果。

简而言之，从各种层面来看，静坐确实可以为人体

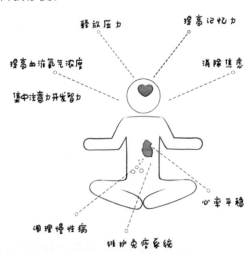

带来很多不可思议的改变，但这些需要你自己来体验。每个人因为生活环境、文化背景不同，对于静坐的接受度不一样。但是要勇于尝试，找到一种适合你自己的方法，并持之以恒地练习，一定就会体验到静坐的效果。

静坐本来就是自在的，所以不要去纠结，哪些静坐的方法才是最好的，法门万千，只求适合，并不需要被任何门派观念给束缚了。

无论用哪种方式静坐，只要能让自己完全静下来，甚至当自己意识进入超脱现象时，这时候就可以将呼吸速度降到最缓慢的境界，静坐对于呼吸速度的改变非常直接，呼吸和静坐就像是一体两面，如果一个人静坐，但是呼吸没有办法慢下来，就代表没有真正进入静坐境界。

对大部分人来说，静坐只是一种通过不同技巧，将注意力集中在一点的形式。静坐帮助人们将心灵由日常的大小琐事中解放出来，让心灵恢复到原来的和谐和完整，在这种情况下也可以带动其他部位的和谐。

下面我给大家介绍一种基础静坐，以及如何通过静坐达到深度的身心放松，轻松易学，在日常生活中随时可以进行，所有人都可以通过静坐来消除负能量。

静坐的步骤：

·盘腿而坐，双手交叉放于腿间，舌抵上颚，轻轻闭上双眼。

·用鼻子一呼一吸，静静地观察自己的呼吸。感受自己的一呼一吸是长还是短。摒弃所有的杂念，就是全心全意地观察和感受的呼吸。

• 静坐时要专心，但是过程要放松。初学者学习静坐时，建议最好选择同一个地点，每天在同一个时间练习，最好是早晨起床和晚上睡觉前。当你已经养成每天静坐的习惯时，可以随时随地进行静坐。初学者可以挑战 21 天不间断地静坐，每天静坐 5～10 分钟即可。坚持 21 天就可以体会到静坐／冥想的乐趣。其实静坐 5 分钟真的不难。以后你可以根据自身的情况延长时间和增加次数。

• 静坐时感受一点点的不舒服是有必要的，因为这样让我们更加专心，也能更加深层地放松。当身体放松时，前额和手特别重要，因为身体 60％以上的末梢神经在这两个地方。

• 把焦点集中在呼吸，会特别有用，我们感受吸气、感受呼气，通过把气毫不费力地呼出去感受到舒缓、放松和放下。

• 我导师以前建议每天静坐 5～10 分钟，或者每周 3 次，一次 45 分钟。我个人觉得每天 5～10 分钟的效果最好。不要和我说你没有这 5 分钟的时间。我自己很喜欢每天冥想 10 分钟，但是当我遇到艰难抉择时会延长冥想时间，冥想帮助我听从潜意识的声音，做出正确的选择。

• 当静坐完成时，可以搓热自己的手掌，由下往上把脸部、耳朵和头部按摩一遍，这样可以预防衰老，提高记忆力。

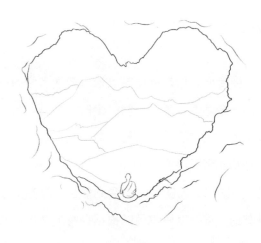

深呼吸

生命在于一呼一吸！

呼吸的重要性不是几句话可以说清楚的。呼吸除了维持基本的生命功能外，呼吸也可以帮助我们释放隐藏的情绪，改变身体功能和意识状态。没有呼吸，我们就等于没有生命，呼吸赋予生命、疗愈和净化的能量来源，其作用在现代日常被我们严重低估。一般人现在呼吸都不太深。一对正常肺叶可以容纳 1000 mL 空气，但是现在人们就吸入 500 mL 甚至更少。你想一想上一次做深呼吸是什么时候？也许是在一节瑜珈课上，也许是在演讲前的紧张状态下，但都是不应该的，我们要开始学会呼吸练习。透过自主呼吸的练习，有意识地加强肺活量，我们会逐渐养成深呼吸的习惯。深呼吸可以改变身体结构，一旦改变，身体就会渴望增加氧气供养，这是一个净化和疗愈的过程。

道家静坐，佛家观想，印度瑜伽等，都强调以正确的呼吸达到健康长寿的境界。

俄罗斯发展了许多训练呼吸的技术，亲身体验过的有几十万人，对哮喘、过敏、高血压等慢性病都有不可思议的改善效果。利用深呼吸，可以增加体内的能量，改善慢性病，达到健康的效果。写到这里也许有人会怀疑就靠深呼吸就可以改善一些慢性疾病？现代人的很多想法非常奇怪，听起来越容易、越便宜的方法反而不会相信。很多人会选择药物，或者更昂贵的治疗方法。当今社会，对于我们所有人来说，不论男人还是女人，首要的问题，不是学习，而是抛弃谬误。

关于深呼吸最新研究报告已经显示，深呼吸可以提升全身细胞的能量达 4～8 倍，体内有害的自由基浓度下降 4～8 倍。呼吸可以被训练，当身体感觉不适时，例如在哮喘症状出现时，马上拉长吐气，脉搏次数自然会下降，如此就可以避免哮喘发作。这种自救方法在俄罗斯、欧洲已有成效，美国现在也有越来越多的呼吸训练课程。

近年来，癌症病人也越来越多。癌细胞的代谢是无氧的，所以含氧量高的环境不利于癌细胞。我们可以吸入大量的氧气，才能有品质良好、不黏稠、自由流动的血液，让氧气输送到身体各部位。呼吸练习对于促进细胞的含氧量非常有用。

深呼吸的方法和静坐一样有多种法门，包含完整呼吸、火呼吸、交替式鼻孔呼吸、收束法等。这里我就介绍一种我平时练习的深呼吸方法，大家可以随时随地练习，我习惯于睡觉前躺在床上练习。我通常是 20 分钟的静坐，之后就躺下做深呼吸。这样可以帮助我睡眠，也可以帮助我排出这一天吸收到的负能量。

深呼吸方法：

平躺，全身放松，双手位于身体两侧。舌抵上颚，眼睛轻轻闭上。用鼻子慢慢吸气，吸到极限，再用鼻子呼气，尽量拉长呼气。经过慢慢的练习可以延长呼吸的时间。吸气时腹部慢慢鼓起来，呼气时腹部慢慢变平坦。一吸一呼为 1 次，共做 78 次。在心中默数，第一轮从 1 数到 12 次，第二轮从 1 数到 11 次，第三轮从 1 数到 10 次，以此类推，直到只数 1 次。每一轮结束可以休息一小会。如果中途忘记数到哪里，就必须从第一轮开始。睡前做深呼吸的习惯渐渐养成时，就会发现睡眠质量大大地提高了，精神能量特别好。深呼吸就是借由"气"来帮助我们改变体内细胞和新陈代谢。

当你看完这本书，马上开始练习深呼吸，体验深呼吸带来的身心健康吧！

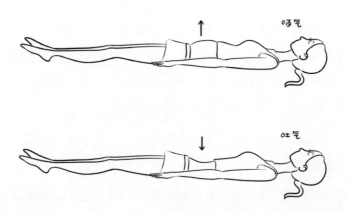

第二法则

饮食法则

The Laws of Diet

第二大法则是饮食法则。当我们的"首要食物"健康了，我们就要注意饮食。医学在不断进步，但是生病的人却在不断增加。世界卫生组织2003年4月3日公布的信息说到2020年，全球癌症发病率预计将增长50%，达到1500万人。除了环境因素，最大的问题其实就出现在我们的饮食中，白米、白面、白面包等过于精细的主食，鸡蛋的过量食用，从小开始每天喝牛奶，吃大量的乳制品，快餐，外卖占据我们的一日三餐，各种碳酸饮料充斥我们的生活，转基因，农药，生长激素滥用；违背自然法则的畜牧业……这些都在一点一滴慢慢侵蚀我们的健康。

身体之内是神圣的河流，里面有日月，有朝圣之所。我还从未遇见一座庙宇，像我的身体一样充满极乐。把身体当成最神圣的庙宇，用好的食物去供养它是最基本的。

——Saraha Doha

关于饮食法则你要知道的一些事：

首先，现代化的信息量每天都在冲击我们的大脑！很多人分不清到底哪些信息是正确的，哪些信息是"垃圾科学"。举例来说：人类是否应该喝牛奶？也许你以前接触到的信息是大批的专家站出来说：人每天都应该喝一杯牛奶，关于喝牛奶的好处可以列出一大箩筐。但是随着喝牛奶的人数越来越多，数据也显示因为喝牛奶引起过敏的人数在增加；乳糖不耐受者出现不同程度的不良症状；其实真的很多中国人都有乳糖不耐症；标榜牛奶可以补钙但是骨质疏松的人却越来越多，二者之间形成了正比，却不是反比。全世界喝牛奶最多的国家——美国、英国、芬兰、瑞典恰恰是骨质疏松病人最多的 4 个国家。根据日本首席肠胃科医生新谷弘实的 45 年工作经验，在观察了不下于 30 万病人的肠相得出：长期喝牛奶的人的肠相很差。他指出牛奶是最不易消化的食物，而且经过高温杀菌的牛奶，已经不含有活的酵素。牛奶中的脂肪经过高温杀菌变成了过氧化物，蛋白质也变质了。在某种意义上，市面上的牛奶已经变成了不好的食物。新谷弘实也指出牛奶不但导致各种过敏，也是小孩发生白血病、1 型糖尿病等重大疾病的原因。关于这点在柯林·坎贝尔（T. Colin Campbell）的《救命饮食》中详细指出来了。文献明确记载过"牛奶蛋白质会引发 1 型糖尿病，母乳是最好的婴儿食物"。一个妈妈最严重的错误就是以牛乳代替母乳。自然界没有动物在成年后还要找奶喝，只有人类现在成年了，还在喝奶，其实人体仅仅是出生后 6 个月需要喝奶，成年人不需要喝奶。我们出生后 6 个月需要的也是母乳，牛奶是给小牛喝的！关于反对喝牛奶的人其中有名的是约翰·罗宾斯，他也是美国31冰激凌的继承人，31冰激凌是全球最大的冰激凌连锁店之一，但是作为继承人，他从20多年前就开始不断踢爆牛奶的黑幕，坚决反对人去喝牛奶；还有最重要的一点就是现代牛奶含大量雌激素、生长激素、杀虫剂和农药……

当读者看到这里也许会有疑问：为什么还有很多专家说牛奶补钙？补充蛋白质？同样一个饮食问题为什么出现两个完全不同的声音？类似的问题还有很多，比如：糖类（碳水化合物）真的是造成肥胖的主因吗？膳食纤维究竟该不该补充？我们应该吃鱼吗？吃豆类食品、吃坚果真的可以预防心脏病吗？等等。非常多的问题，很多时候一样的问题你会听到不同的回答。这时候你需要做3件事：

第一，看看这种食物背后是否隐藏巨大的商业利益。许多信息都由"黄金法则"所支配，所谓黄金法则的意思就是这些游戏规则都是由大商业集团来制订的。比如：所有人都不喝牛奶了，势必会让很多商业化大企业损失一大笔钱，而这些企业的财务状况，完全依赖他们能否控制大众对于这个商品的健康观念。因为重利益轻健康，重混淆轻澄清，造成大部分营养观念的不清不楚。而这些往往是通过合法公开的手段进行的，这些信息都是由一些研究人员、政治人物或新闻工作者传播的。这点同样地在柯林·坎坝尔的《救命饮食》中指出了科学的黑暗面，2009的BBC纪录片《食品公司》中也揭露过。在美国，越来越多的人在揭露食品商业利益背后的黑幕，如霍华·李曼（Howard Lyman）、约翰·罗宾斯（John Robbins）、迈克尔·波伦（Michael Pollan）等。这本书的最后推荐了一些这方面的纪录片和书籍等，大家可以作为延伸阅读看看。

牛奶是最为典型的商业食品，牛奶就是被商业利益推上神坛的！关于牛奶是如何被推上神坛的，大家可以在我的微博中了解到。

第二，自己对自己负责。自己不确定的饮食，就要学会自己做大量的研究，全面的知识非常有助于做出正确的判断。建议多阅读一点相关书籍、查找视频、多咨询营养师等。

第三，听自己身体的声音。"吾之蜂蜜，彼之砒霜"。因为每个人的体质不同，对于同一种食物的感受也不同。我们到底适不适合一种食物，身体会告诉我们！比如，你喝完牛奶，就出现腹胀、腹泻等症状，就表明你的身体排斥它。如果这个时候你还一味地相信商业广告，忽略自己身体的警告，那是相当的愚蠢。我自己身边也看过太多的家长认为牛奶是营养品，逼着孩子每天喝牛奶。造成孩子长期肠胃不好，有的孩子甚至导致了严重的肠道问题和过敏问题。我们要学会倾听自己身体的声音，往往它才是最准确的！前面提到的静坐可以帮助我们越来越了解自己的身体，倾听你自己身体的声音。

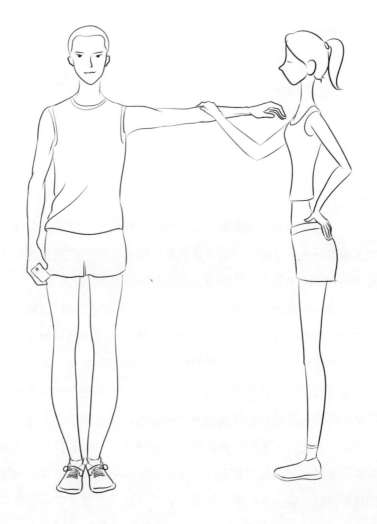

如果你有在美国预约见营养师的经验，就会发现现在美国的营养师在给你饮食建议时，他们会在我们的身体上快速地做一个小实验。就是让访客平躺在床上，伸出手臂，营养师会放一种食物在我们的腹部，然后按压我们的手臂。按压的同时会让访客用力抵抗按压。营养师就会通过访客手臂的力量知道这种食物是否适合这个身体。听起来很神奇，其实营养师就是在听身体的语言。身体是最诚实的！我可以把这个小技巧教给大家：如果你不知道你要吃的某种食物或者药物是否伤害你的身体，你就平躺在床上（站立也可以）一手拿着要测试的东西，一手伸平，找一个朋友帮你把手臂往下压，如果你的手臂往上的抵抗力很大，就表示你的身体喜欢这种食物；反之，则表示你的身体非常排斥这种食物。大家不妨一试，就知道这个技巧的神奇之处。

其实这个方法是"能量医学"的一部分，关于"能量医学"希望以后有机会再和大家分享。

如果大家可以做到这三点就可以开始阅读以下的饮食法则。这些法则都是我的学习成果，这些成果也都是前辈们的智慧结晶。适用于大多数人，如果你对于哪点有疑问，可以做以上 3 个步骤来判断是否适合你。

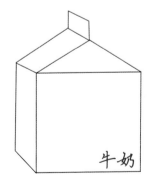
牛奶

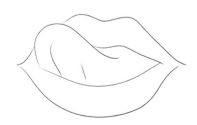

饮食法则 1·这样吃脂肪

脂肪和油具有类似的化学结构，对于人体的功能也相似。室温下呈固态的为脂肪，如猪油、牛油等。室温下呈液体的称为油，如橄榄油、葵花籽油等。在七大营养素中，把它们统称为"脂肪"。

脂肪的作用：

脂肪在体内的作用十分广泛，它是能量的来源，是构成细胞的重要成分，是储存能量的管道。也可以帮助维护人体正常体温，最主要的是它可以把毒素储存起来。当身体摄入过多的毒素，或者有害细菌进入体内时，为了保护身体其他重要器官，身体会巧妙地把有害物质转化成脂肪储存起来，直到它们可以被代谢掉。所以，饮食不健康的直接后果就是长胖。

我们人体大多数的毒素都储存在脂肪中，所以才会有这么一句话"腰围越宽，寿命越短"。通常我们所说的"排毒"的结果自然会伴有减重。因为毒素排出去的话，脂肪自然会减少。

所以为了健康，请把体重维持在健康范围。

这里给大家两个参考值：

体重指数（body mass index，BMI）：BMI＝体重（kg）／身高（m）的平方。中国人的标准是：18.5～23.9。

比如：我的身高是 1.58 m，体重 48 kg，我的 BMI＝48／1.58×1.58＝19.27。

所以我的体重在正常范围。

腰围：男性 90 cm 以内，女性 85 cm 以内。

另外，脂肪对于皮肤、头发健康起重要作用。脂肪也会帮助代谢一些脂溶性维生素，如：维生素 A、维生素 D、维生素 E、维生素 K。此外，脂肪在整合细胞膜和细胞壁，也起关键性作用。这里要重点强调一下，"想要通过杜绝脂肪来减肥"的女性，这个想法真的大错特错，女孩子体脂肪比例比男孩子要高，男孩子脂肪占体重的 14％～21％，女孩子却是 17％～27％。我们的脑部 60％ 都是脂肪，女孩子的胸部也几乎都是脂肪。杜绝脂肪只会让女孩子看上去黯淡无光。只要我们摄入的脂肪是优质的，且控制在正常范围内就是有益的。

脂肪最佳来源

直接食用全谷物、豆类、坚果、植物的种子、牛油果、鱼类等食物，这是安全而又健康的油脂摄入来源。烹饪用油也很讲究，选择健康的烹调油也是健康油脂的来源。

摄入量

建议把脂肪的摄入量控制在每天饮食的 20％～30％（55 g）。脂肪摄入不足就会导致皮肤粗糙，身材瘦小，成长迟缓，发育能力降低，皮肤、肾脏、肝脏等不正常，情绪沮丧，易得抑郁症等其他精神疾病，还会让性激素分泌不足。

如果脂肪摄入过多就会造成体重过重或肥胖，而胆固醇浓度增加是造成心血管疾病的危险因素之一。

关于脂肪的摄入可以注意以下几点：

·少摄入饱和脂肪／反式脂肪，多摄入不饱和脂肪

脂肪主要分为 3 大类，即饱和脂肪、不饱和脂肪、反式脂肪。饱和脂肪和不饱和脂肪两者具有极大的差异。我们平时饮食要多不饱和脂肪，少饱和脂肪。

人体由细胞组成，每个细胞结构类似。细胞膜包裹在外围，内部包含液体，细胞内部的液体负责细胞的功能。每个细胞膜都有所谓的双脂质层，犹如一面墙。脂质就是脂肪，脂肪的双脂质层是构成每个细胞的组成部分，如果身体摄入过多的饱和脂肪，体内饱和脂肪占多半，会导致细胞膜十分稠密，没有渗透性。它的质地硬到无法吸收营养，也无法将废物排出去，这样就会影响细胞的代谢功能，容易导致细胞发炎，长期的细胞炎症是诱发癌症的主要原因。

如果身体摄入不饱和脂肪占多数，细胞会比较柔软，容易渗透，吸收营养和排泄功能好。

这个功能对于红细胞至关重要。它就像充了水的气球，负责输送氧气和其他营养到身体各部位。如果红细胞的细胞膜大多数是饱和脂肪，就会变得很硬没有弹性，严重时会造成血块和血栓。

饱和脂肪大多存在于动物性脂肪和乳制品中，如猪油、猪肉、牛羊肉，牛奶、起司、椰子油、棕榈油等。

不饱和脂肪酸多存在于植物和鱼类中，如牛油果、坚果、橄榄油、茶籽油以及鱼肉等。

注意：饱和脂肪和不饱和脂肪很多时候都是两位一体的，不是说一种食物全是饱和脂肪而不含不饱和脂肪，很多时候它们同时存在于一种食物中，只是多少的问题而已。

· 多摄入 ω-3、ω-9，相对少摄入 ω-6。

ω 脂肪酸包括 ω-3、ω-6、ω-9 三种，其中 ω-3 和 ω-6 属于多元不饱和脂肪酸。ω-9 属于单元不饱和脂肪酸。但是它们都属于必需脂肪酸，不能身体自行产生，需要从食物中获取，帮助免疫系统维护健康。

ω-3 起到关键作用，有抗炎症、抗血栓、保护心脑血管、降血脂作用，还可预防老年痴呆。含有 ω-3 多的食物有深海鱼（三文鱼、沙丁鱼、秋刀鱼、鳕鱼等）、紫苏、海带、昆布、无花果、核桃、菜籽油、亚麻籽油等。

ω-6 起反作用，会削弱免疫系统，有时会引发关节疼痛。含有 ω-6 多的食物有：葵花籽油、玉米油、花生油、大豆油、畜肉类（猪肉、牛肉、羊肉等）、红花籽油、葡萄籽油等。

ω-9 是单元不饱和脂肪，除了对于免疫系统有修补作用外，还可以转化成油酸，降低乳腺癌和心脏病的发病率，预防低密度胆固醇的氧化。含有 ω-9 多的食物有：杏仁、橄榄、芝麻、牛油果、橄榄油、苦茶油、芝麻油、花生油等。

检测你是否缺乏必需脂肪酸，如果答案"是"就得 1 分。

1. 你是否得过皮疹、湿疹、异位性皮炎？

2. 你的皮肤是不是又干又糙？

3. 你是否头发干枯或有头皮屑？

4. 你是否感到关节僵硬？

5. 你是否经常感到焦虑或烦躁？

6. 你是否有焦虑症困扰？

7. 你是不是动不动就发脾气？

8. 你是不是经常感到无力？

9. 你是不是很难集中注意力？

10. 你是否记忆力差或者很难学习新的东西？

11. 你是否患有心血管疾病？

12. 你是否患有高脂血症？

13. 你是否有哮喘或者关节炎等炎症？

14. 你是否经常服用止痛药？

15. 你是否很少吃高脂鱼类？

16. 你是否很少吃原味坚果？

17. 你是否一星期吃 4 个蛋以下？

18. 你是否几乎每天喝酒精饮料？

19. 你是否经常吃油炸、烧烤食物？

20. 你每天在户外时间低于 30 分钟？

分数解析：

0～3 分：恭喜！你应该没有必需脂肪酸缺失的问题。

4～6 分：稍微改善饮食，就可以改善情况。

7～10 分：你已经因为缺少必需脂肪酸而产生健康问题。

11 分：你现在严重缺少必需脂肪酸。

• 避免酸败脂肪

最容易氧化的食物就是油脂！

脂肪一旦暴露在空气、高热或光线下就会氧化产生酸败作用，酸败的脂肪会产生大量毒素，食入后会致癌。为什么要大家少吃油炸食物呢？因为油炸的食物很快就会氧化，炸好后放置一段时间就会变得像一块过氧化脂肪，所以油炸后放置一段时间的食物则不能再吃。这点对于胰腺较弱者尤为重要，因为油是靠胰脏来分解消化的。

如何避免酸败现象

• 用深色玻璃瓶装油，避免光照。

• 买冷压初榨萃取过程中没有加热的油。

• 尽快食用。建议买小瓶子的油，可以尽快食用。

• 改变炒菜的步骤：中国传统的做菜步骤是油烧热→放菜→加水。我们可以尝试加水→放菜→倒点橄榄油。如果不习惯这种方式，可以选择用橄榄油快炒。这样改变一小步，健康可提高一大步。

• 避免食用烘烤、高温烹煮和变质的坚果。

• 避免隔夜饭菜。比如，糙米含有健康油脂，隔夜容易酸败。而白米一般放的时间比糙米长，是因为没有胚芽和胚乳，不含健康油脂了，也就不容易发生酸败。

• 对于反式脂肪说"不"。

反式脂肪酸本来不存在于自然界中！它不但可以增加有害胆

固醇，还会减少好胆固醇。它在一定程度上成为癌症、高血压、心脏病等疾病的致病因素，对于健康非常不利。含有反式脂肪最多的就是人造奶油。很多人认为人造奶油是植物性脂肪，不是动物性脂肪，所以对于人体有益。这是非常错误的想法。人造奶油是最伤害人体的油！植物油（除了椰子油和棕榈油）含有丰富的不饱和脂肪酸，在常温下呈液态。但是人造奶油是植物性脂肪，为什么在常温下却是固体呢？原因就是加入了氢，以人工的方式使得不饱和脂肪酸变成饱和脂肪酸。所以这种反自然的油是最不健康的。

同时和人造奶油一样含有反式脂肪酸的是酥油，这种酥油大量的存在于零食、饼干、炸薯条、糕点中。所以大家购买食品时，看到食品成分中含有反式脂肪时就不要购买！

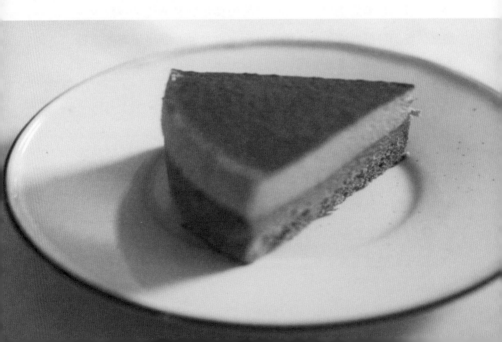

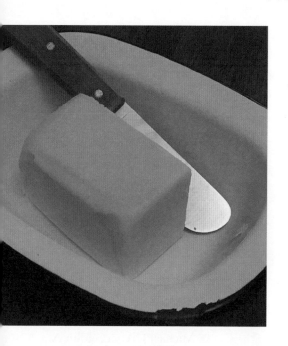
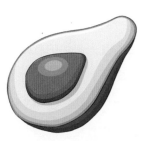

饮食法则 2·这样吃蛋白质

包括膳食纤维在内的七大营养素中，关于蛋白质的争议最大！蛋白质存在很多最基本的问题，很多人都没有明确的答案。例如：

- 什么是蛋白质？

- 蛋白质的主要来源是什么？

- 每天的摄入量多少才是合理的范围？

- 植物性蛋白质和动物性蛋白质哪个好？

- 该不该补充蛋白质粉，促进肌肉生长？

- 素食主义的人会不会缺少蛋白质？

• 每天都需要补充蛋白质吗?

动物性蛋白质 vs 植物性蛋白质

到了 19 世纪，蛋白质与肉几乎成了同义词。当人们提到蛋白质首先想到的就是吃肉！但是这种观点一再被质疑。越来越多的实验表示：植物性蛋白质比动物性蛋白质好！植物蛋白存在于豆类、蔬菜、谷物中。植物性蛋白质虽然合成新蛋白质的速度较慢，但是相对而言却较稳定，可以说是最健康的蛋白质。但是植物性蛋白一般都是不完全蛋白质，就是说单一的植物含有的蛋白质无法同时满足 8 种必需氨基酸。所以，我们平时饮食才会要求多样化，多样化的饮食可以保障摄入所有的必需氨基酸。

同时一些世界著名的营养学家，如 Michael Greger、John A. Mcdougall、Pamela A. Popper、Karyn Calabrese，T. Colin Campbell 都表示以多样的纯天然蔬食所设计的饮食，是极不可能缺乏蛋白质的！自从 1839 年蛋白质被发现，就获得许多关注，但证据显示，人类不需要太多的蛋白质，摄取太多的蛋白质会引发许多健康问题。人类对于蛋白质的需求只占热量很少的部分。就算吃植物中含蛋白质很低的糙米，只要饮食均衡你是不可能缺乏蛋白质的！但是糖类蛋白质粉推销员都会建议消费者多多地摄入蛋白质。

当我们从动物身上摄入过多的蛋白质，这样却让我们忽略了真正重要的食物——植物。现在大多数的人把肉食当成主食，拿一点点蔬菜作为配食，这样造成蛋白质过多，给肝肾造成负担，也是引发癌症的原因。摄入过多动物性蛋白质还会引起心脏疾病，而且动物性蛋白质会增加体内自由基，这些高活性分子不断刺激老化。同时吃肉造成的代谢物含有大量的亚硝酸盐及其他有毒物质，如果这些物质停留在肠道的时间过长，会直接危害肠道健康。

全植物饮食耐力运动员 Rich Roll 和极限铁人三项世界冠军 Hillary Biscay 都表示："我们现在所处的时代是蛋白质崇拜时代，举目一看，全是蛋白质！每天摄入蛋白质被说成每天要呼吸一样重要，要想成为运动员，每天都需要吃大量蛋白质。但是当你吃进去那么多的蛋白质，并不表示这些蛋白质可以被身体所消耗。大量的摄入蛋白质粉只会加重肝肾的负担。"近来大部分运动员都吃复合型糖类，搭配吃适量的蛋白质反而表现得更好。

当然，这样不是说完全不摄入动物性蛋白质，而是要控制量。动物性蛋白质含有的一般都是完全氨基酸，单一动物性食物就可以满足人体八大必需氨基酸。每天吃肉不要超过你拳头的 1 / 3。还有一点就是尽量吃天然方式饲养的肉。比如买 100％青草喂养的牛肉，而不是谷物饲养的牛肉。

鱼也是很好的蛋白质来源，对于鱼的选择大家可以注意以下几点：

· 若要吃鱼，尽量选择来自于无污染环境的小鱼。

· 体积小的鱼体内的污染物远远小于体积大的鱼。

· 海鲜要吃来自深海的，因深海区域污染少。

现代化畜牧业生产出来的乳制品存在大量的问题。无论是激素、抗生素的滥用，还是高温消毒后的牛奶，其实就是一种氧化食物。还有一个很明显的问题就是乳制品含有大量的饱和脂肪并不利于健康。还有一直披着健康外衣的酸奶，因为市面上大部分酸奶是含有大量糖分的食物。很多女生靠吃酸奶减肥，直接后果就是体寒、长痘、肠胃弱、便秘。有研究显示，当小孩耳朵或扁桃体经常发炎，通常只要避开乳制品就可解决问题。

坚果类是另外一个优质蛋白质的来源，杏仁、栗子、核桃都是优质蛋白质来源。

选择坚果注意以下几点：

· 避免酸败坚果，尝起来有点苦是产生酸败的信号。

· 坚持吃原味坚果。

· 不要吃烘烤、众多调味料、添加人工植物油的坚果。

蛋白质的摄入量

以健康的人来说，每天蛋白质的建议摄入量占热量需求的14％，男性可以吃到 63 g 左右，女性可以吃到 53 g 左右。

现在总结回答一下开头提到的问题：

· 什么是蛋白质？

蛋白质是由小单位的氨基酸组成的。这些参与合成蛋白质的氨基酸将近有 20 种。不同的氨基酸组合，形成不同的蛋白质结构。这些氨基酸中有 8 种是人体无法自行制造的，必须要从食物中获得，我们称为"必需氨基酸"。

· 蛋白质的主要来源是什么？

植物性蛋白质：蔬菜、豆制品类、坚果、海藻类；动物性蛋白质：肉类、鸡蛋、鱼肉、乳制品。如果每天可以吃三碗糙米、豆制品、半条鱼、一个鸡蛋、1 / 3 拳头大的肉，你的蛋白质摄入量就够了。

· 每天的摄入量多少才是合理的范围？

以健康的人来说，每天蛋白质的建议摄入量占热量需求的14％，男性可以吃到 63 g 左右，女性可以吃到 53 g 左右。一般一碗糙米饭含 8 g 蛋白质、一杯 250 mL 牛奶或者豆浆含 8 g 蛋白质、半块豆腐含 8 g 蛋白质、一个鸡蛋 8 g 蛋白质。

· 植物性蛋白质和动物性蛋白质哪个好？

各有优劣，但是植物性蛋白质和动物性蛋白质的比例应该是8：2。

· 该不该补充蛋白质粉，促进肌肉生长？

小孩子成长期、术后病人、大量运动者可以从食物中适量多摄取一点蛋白质。一般不需额外摄入蛋白质粉。

· 素食主义的人会不会缺少蛋白质？

不会。因为植物性蛋白质可以满足人体需求，只要饮食多样化就可以保证营养需求。

· 每天都需要补充蛋白质吗？

我们每天都需要从食物中摄取蛋白质。因为蛋白质是主要营养素之一，但是需要控制量。现代饮食大多都是蛋白质过量了。还有肝脏存在严重问题或者肾脏有问题的病人，要在营养师指导下减少摄入蛋白质，减轻肝肾负担。

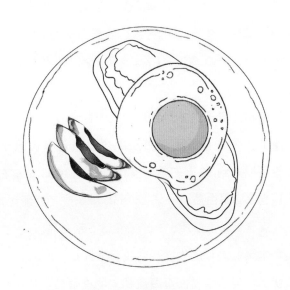

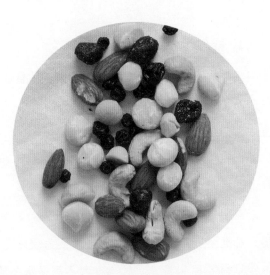

饮食法则 3·这样吃糖类

最近市面上一种新的减肥法大行其道，那就是低碳减肥法！无论是杜坎减肥法、阿金饮食（Atkins Diet）、史前饮食（Paleo Diet）、断糖饮食都是要你吃肉，严格控制糖类的摄入！这些方法真的有效吗？这些方法真的健康吗？糖类真的是造成肥胖的主要原因吗？

要回答上面的问题，我现在简单说一下什么是糖类。

首先，它一直是我们能量的主要来源。正常情况下我们每天摄取的糖类占了总热量的 55％～65％。其次，糖类是构成机体组织的重要物质。还可以抗生酮、解毒、增强肠道功能等。

糖类可以分为单糖和聚糖。简单来说，聚糖就是单糖的聚合体。它们最主要的区别是进入人体后转换成葡萄糖的速度不一样，对于胰岛素的影响也不一样。它们转换的速度越快，血糖升高就快，胰岛素就越活跃。胰岛素控制体内血糖值，对于免疫系统也起到重要作用。聚糖比单糖转化速度慢。

单糖包括各种糖类，如葡萄糖、果糖、半乳糖、麦芽糖、乳糖、蔗糖。一般平时吃的精制食品几乎都是单糖，如面包、白糖、白米、面条、饼干、精制加工食品等。

聚糖是由糖单元链条结合构成的，如寡糖、多糖。人体需要更多的步骤才可以分解。聚糖最健康的来源是全植物、全谷物。如糙米、藜麦、红薯、土豆、荞麦、燕麦、豆类、坚果、根茎类、蔬菜等。绝对不是去掉大部分营养的白米、白面、白面包、汉堡、薯条、汽水等。

近年来"瘦身"书大行其道，最糟的结果是大家已经搞不清糖类的健康价值。其实，大量的科学证据指出，最健康的饮食就是糖类含量高的饮食，它可以扭转心脏病和糖尿病，预防很多慢性疾病、控制体重，但是事情并不是看上去那么简单。

这里所说的糖类，90％以上来自全植物、全谷物。如果这些食物是以未加工精制的自然状态食用，那么其多半是"复合"形式，这就表示多糖类会在消化过程中，以缓慢的方式分解。复合糖类还包括各种类型的膳食纤维，他们几乎不被吸收，但是非常利于肠道健康；此外，来自全植物的糖类含有丰富的维生素、矿物质。因此，全植物、全谷类、豆类都是健康的食物。

对于高度加工、高度精制的糖类，其纤维、维生素和矿物质已经在加工的过程消失殆尽。其中最典型的就是白米、白面、白面包、白面粉加工的饼干零食、糖果和高糖分的饮料等。这些高度精制的糖类在消化过程中会立刻分解掉，让胰岛素很不稳定。现在患糖尿病的病人越来越多，而且呈年轻化，主要原因就在于我们的饮食，其中精制淀粉和糖类是主要原因。

不幸的是，大多数人每天摄取大量单糖，多糖摄取得少。最典型的就是西方饮食，很多人的早餐是甜甜圈、一杯咖啡。中午吃面包、汉堡、薯条等。这样当然会长胖啊！我说两件我观察的小事，第一件：我坐飞机从奥克兰飞往皇后镇，一位体重至少100 kg的印度女性坐在我旁边，她一直在吃东西，首先就是一个洒满糖浆的甜甜圈，然后吃了一个鸡肉卷，一袋薯片。这些食物让我看不到任何的多糖类，全是人造甜味剂、单糖、氧化食品，就是这些饮食造成她现在的体型。

第二件小事，我去往《指环王》的拍摄地格林奇诺，司机是一个白人阿公，阿公长得很可爱，但是非常胖。午休时间，大家一起喝个下午茶，吃一点面包，面包可以配果酱、黄油和奶油。我看到阿公拿了一块面包，涂了一层黄油，再涂了一层果酱，做后用喷雾奶油瓶喷了满满的奶油。一切做起来那么自然，可见他平时的饮食就是这样的。一个人有着怎么样的外貌绝对和饮食有很大关系。

最后，关于低碳减肥我说几点：

1. 很多人发现一开始不吃淀粉，就会瘦。其实因为身体缺少淀粉类，会开始燃烧体内储存的肝糖作为能量，如此一来减轻身体中的水所占的重量，也就是说你减的是身体水分。

2. 关于血糖，众所周知，血糖高肯定不好，高了就是糖尿病。但是低血糖也非常可怕，会造成死亡。长期不吃糖类会造成低血糖，对于身体造成无法修复的伤害。

3. 脑神经细胞，相当于我们人体的中央政府。它什么都不吸收，只吸收葡萄糖。所以，当你不吃糖类会对于脑神经细胞造成伤害。

4. 所谓的阿金减肥法，是要人们多吃肉。有点营养常识的人都知道，吃太多肉会造成心脏疾病。阿金博士也算以身试法了，他自己本人就在六十几岁死于心脏病。

5. 关于生酮饮食，低碳高脂。个人观点也非常不认同。生酮饮食很可能导致酮症酸中毒。如果没有专业团队检测，请不要轻易尝试。

6. 如果你要减肥，主要是把你的糖类、碳酸饮料、白米、白面、白面包换成天然全谷物、全植物。这样才可以长效地减肥，而不是溜溜球式减肥。

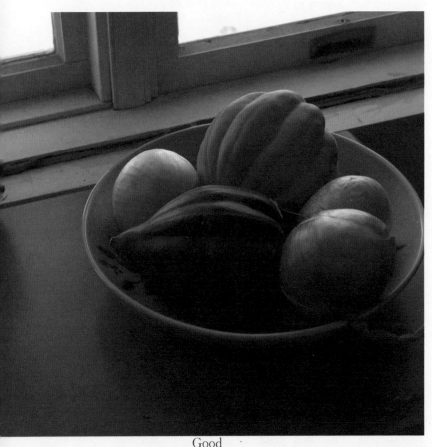

Good

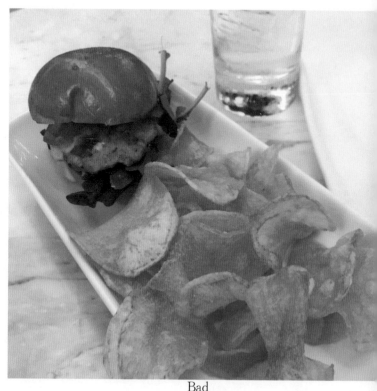

Bad

饮食法则 4·这样吃膳食纤维

膳食纤维很容易被人们忽略，我们通常会说的"六大营养素"中就没有提到膳食纤维，主要是因为膳食纤维不会被消化，但它却是极其重要的物质，也是保持健康所必需的物质。

膳食纤维帮助清除体内垃圾！它就像体内清洁工一样，把体内的毒素集中吸附再一起排出体外。

膳食纤维只存在于植物性食物中，它是由非常复杂的糖类分子构成，几乎不能被人体消化吸收，却可以预防便秘、大肠癌、胰腺癌，降低肠燥症。现在已经证明，膳食纤维是防癌的有力武器。其中膳食纤维对于大肠癌有抑制作用，因为本身粗糙的不可溶性纤维，可以吸附大肠中的致癌物质，连带其他杂物一起排出体外。

膳食纤维分为可溶性膳食纤维和不可溶性膳食纤维。

可溶性膳食纤维会在大肠内发酵，产生有用的代谢物质和气体。它可以减少患心脏病的风险，有助于稳定血糖，降低患糖尿病的概率。它也可以让糖尿病病人的血糖及胰岛素指数降低。同时，可溶性膳食纤维是大肠内数十亿好菌的养料，把好菌养好了，就可以抵御坏菌，调节肠道，是天然的益生菌。

通常情况下，可溶性膳食纤维大量存在于麦、洋车前子的外皮、坚果、豆子、木耳、苹果、香蕉等。

不可溶性膳食纤维是指不会在大肠溶解的纤维素。它不易分解，但是会吸收水分，让粪便的体积增大，并刺激肠道蠕动，缓解便秘和预防结肠癌。还可以有效降低胆固醇，因为不可溶性纤维会吸附胆汁中的胆盐，使胆盐无法在小肠末端被肝脏反复使用，肝脏就必须动用储存的胆固醇制造胆盐，这样就降低了血液中的胆固醇，保护心脏、预防高血压。

不可溶性纤维存在于蔬菜、糙米、小米、坚果、小麦皮、马铃薯皮中。不过，大部分蔬果两种纤维皆有。

摄入膳食纤维的有效途径就是吃全食物、蔬菜水果和全谷物。其实自然食物中大量的营养存在于表皮和籽中，现在人们吃得越来越精细，摄入的膳食纤维却越来越少。很多食物的皮和籽不易下咽，这时家中可以买一台破壁机用来打蔬果汁饮用。

膳食纤维缺乏是造成便秘的主要原因。但膳食纤维摄入也要控制在一定量内，过多的膳食纤维会造成胀气，也会因为水分摄入不足而便秘，所以摄入膳食纤维的同时要补充水分。成人每天的膳食纤维的摄入量可以达到 30～35 g。小孩建议量是年龄加上 5 g。

膳食纤维预防肥胖，维护好身材。膳食纤维几乎没有热量，却能延缓胃排空的速度，让食物在胃中停留较久的时间，维持饱腹感，从而防止摄入过多的食物。

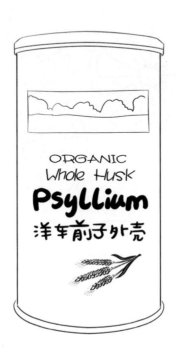

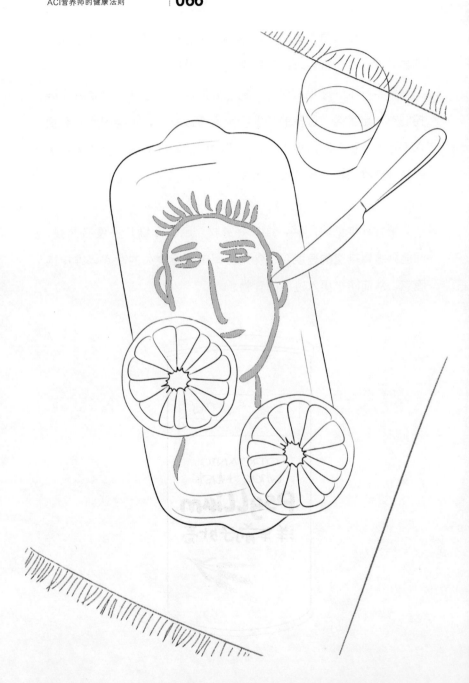

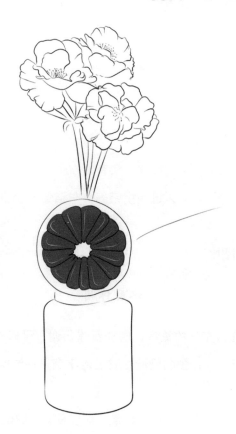

饮食法则 5 · 水健康

新鲜纯净的饮用水绝对是健康饮食的必备条件。首先就是选择一杯"好水"。

什么是"好水"

· 好水绝对不能含氟。

· 有还原作用，防止氧化。

- 能消除活性氧，抗氧化。

- 不含任何病原微生物。

- 不含任何有害物质，如化学物质、重金属等。

- 含水溶性氧元素。

- 酸碱值为弱碱性。

- 可迅速代谢人体内废弃物和有毒物质。

- 属于小分子，可以迅速携带养分与溶氧到全身，细胞容易吸收。

- 口感甘甜。

好水的作用

- 给予细胞充分的氧气，增加新陈代谢：可以提高脑细胞、心、肺、肾等功能；预防肥胖；防止老年痴呆；维持年轻；美化肌肤。

- 去除体内、血液中的活性氧，可以预防动脉硬化和癌症。

- 增强肌肉能量：它可以去除乳酸这种疲劳物质，提高30％的运动能力。

- 增强、活化体内酵素：增进健康，预防和治疗疾病。

- 水在人体内可发挥各种功能，其中最重要的就是改善血液循环，促进新陈代谢，还可以排出体内的废物和毒素，促进肠内细菌和酵素活化性。

- 环境污染物、食品添加剂、致癌物质等，都可以借由好水排出体外。所以，喝水少的人容易生病。

·摄取大量的好水，可以减少感冒。因为，支气管、肠胃黏膜等病毒容易入侵的部位受到好水的滋润，可活化免疫细胞的防御功能。

如何选择一杯"好水"

首先，一方水土养一方人。一般我们的自来水都有国家检测。我个人建议除了不要直接喝自来水外，通过加热煮沸后可以饮用自来水。关于自来水是硬水还是软水，它们只是钙镁含量不同而已，没有哪个好坏的问题。

其次，家里条件允许的情况下，可以选择大品牌、高质量的净水器。但是切记要定期更换滤芯。

最后，矿泉水可以适量饮用，但是不要长期喝。市面上的纯水、蒸馏水都可以适量饮用。但要注意这些瓶装水避免在阳光下暴晒。

我以前很喜欢喝法国进口水，但是经常看到这些进口水在运输过程中出现问题的报道，所以不建议喝进口水。

现在国外很多餐厅除了品酒师，也有品水师。不同的菜要配不同的水，比如吃白肉的生鱼片（味道很淡）就要配电解质含量很低的蒸馏水，如果吃黑胡椒牛肉（味道重）要配气泡矿泉水，如果是鸡肉就要配电解质含量高的矿泉水。

好水的饮用方法

·一般建议健康成年人喝 2000～2500 mL。一般一杯水是

250 mL。这个建议饮用量包括你吃的水果、喝的汤。其实作为营养师，我一般不会太注重病人喝进去多少水，我会更加在意排尿量。正常人一天排尿量在 2000 mL 算正常。

• 喝水一定要小口小口喝，不要猛喝水。一般大口喝水很难滋养身体。就像盆栽，你如果浇水时太快马上就从盆底漏出来，必须慢慢地浇灌。身体也是一样的道理。

• 尽量养成早晨喝一杯水的习惯。早晨第一杯水很讲究，我会选择热的柠檬水或者温热的盐水，帮助肠道迅速排毒。

• 餐前半小时喝水。

• 下午喝个下午茶，下午茶的选择很多，红茶、花茶、草本茶、生姜茶，随着天气不断地换着饮用。我喜欢用不同的茶具装不同的茶，赏心悦目，享受下午时光，好好地放松。

• 喜欢喝咖啡、啤酒、含糖饮料的人，要增加喝水的量。因为咖啡、啤酒、含糖饮料都会排出身体水分。比如：喝一杯 500 mL 的啤酒，会尿出 820 mL 的尿液。这时候一定要额外补充水。

• 睡前 2 小时喝水，夜里一般不喝水。夜间喝水可能引起食管反流，故睡前或半夜避免喝水。如果发生反流，加了胃酸的水会进入气管，肺吸收之后，就有可能引发肺炎。这点对于老年人尤其重要。

• 喝热水。太冷的水会使身体突然冷却，可能造成腹泻或者身体状况失调。

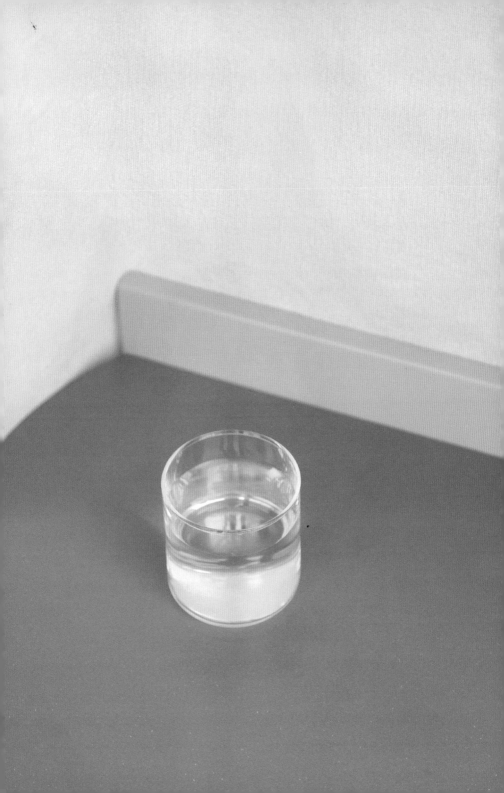

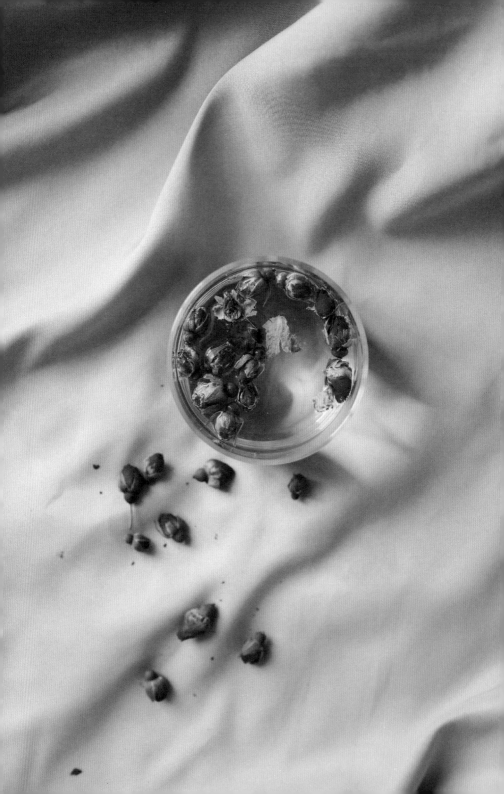

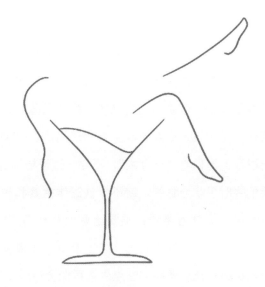

饮食法则 6·这样吃维生素和矿物质

维生素、矿物质是人类生命反应的触媒，影响人体新陈代谢、免疫系统等多种系统的运作。由于人体无法制造出身体所需的维生素和矿物质。所以，我们要通过日常饮食来补充。

维生素包括脂溶性维生素（维生素 A、维生素 D、维生素 E、维生素 K）和水溶性维生素（如 B 族维生素、维生素 C）。它们能维护体内系统的正常功能；帮助细胞及蛋白质代谢；促进骨骼及牙齿生长，减缓老化。由于维生素属于大分子结构，大部分无法由人体自行合成，必须借由食物吸收。

矿物质则参与人体各项酶活动，平衡体液和能量补给等生化反应。没有维生素，矿物质能单独反应。但缺少矿物质的参与，维生素吃再多也不会起作用。所以，矿物质被视为六大营养素之首。

美国医学会指出生活中应该补充多种维生素和矿物质来促进健康，尤其对于女性、白发族和慢性病者。同时，如果维生素和矿物质的摄取量偏低，可能会提高患慢性病的风险。现在复合维生素产品随处可见，但是最好的维生素和矿物质还是来自于天然食材中，所以我们提倡吃"全食物"，不要吃过于精细的食物。

只要我们平时多吃全食物，就不会缺乏维生素和矿物质。但是我还要重点说几点注意事项：不要随意地补充脂溶性维生素，如维生素 A、维生素 D、维生素 E、维生素 K。如果没有专业的营养师指导，自行补充这些脂溶性维生素可能会造成中毒。

维生素 A

维生素 A 的主要功能是保护眼睛黏膜和皮肤。如果轻微缺乏维生素 A 会增加呼吸道感染和皮肤粗糙的倾向。严重缺乏维生素 A 会导致眼睛的多重病变，如眼干燥症、夜盲。

维生素 A 主要来源于动物性食物，如猪肝、羊肝等动物内脏、鸡蛋、鱼肝油。也可以多吃富含 β-胡萝卜素的食物，如胡萝卜、橘子、菠菜、南瓜、地瓜叶、甘蓝、哈密瓜。因为 β-胡萝卜素进入人体后会自行合成维生素 A。很多人都搞不清楚维生素 A 和胡萝卜素的区别。其实一般维生素 A 是来源于动物性食物。但是当你摄入胡萝卜素进入人体就会自行合成维生素 A。

为什么建议大家不要去吃维生素 A 的保健品，主要有 3 个原因：

一是现在的日常饮食很难缺乏维生素 A。维生素 A 每天建议用量是 5000 国际单位，约等于一根红萝卜。调查显示中国居民饮食不缺乏维生素 A。所以，一般人没有必要去服用含维生素 A 的保健品。

二是因为如果你长期过量地服用了维生素 A 会引起中毒，因为它是脂溶性会囤积于体内。如果维生素 A 中毒就会对于肝脏和骨骼造成损伤。

三是如果从食物中摄取，尤其是胡萝卜素，当它进入人体，人体会很聪明地根据需求转换成维生素 A，绝对不会过量。

维生素 D

一旦体内维生素 D 过低，免疫系统功能就会下降。已经有确切的证据证明维生素 D 对于免疫力和身心健康的重要性，它会让我们的情绪更好，减少忧郁。

阳光的 UVB 可活化皮肤里的化学前导物，每天能被活化的维生素 D 有一定的限制，我们不用晒太久的太阳就可以得到一整天需要的维生素 D。阳光里的 UVB 越多，晒太阳的时间就越短，所以，夏天晒 5～7 分钟就够了。寒冷的冬天，需要 20～30 分钟。

我们必须要通过每年的体检去查看自身的维生素 D 是否在健康范围。如果缺乏维生素 D，可以在营养师的指导下服用补充品，让指标快速恢复正常。

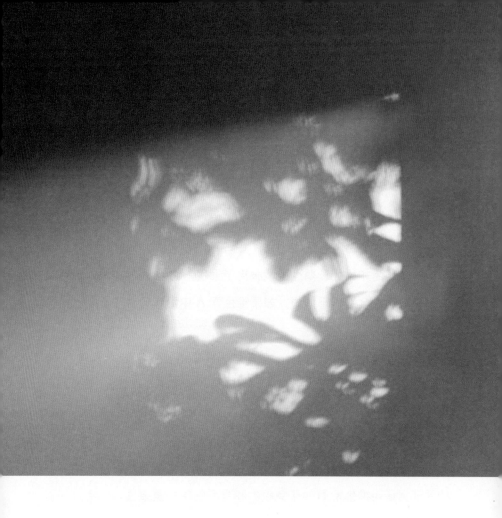

维生素 E

很多人用维生素 E 来抗氧化。原则上讲任何脂溶性维生素不建议从保健品中去获得。从食物中去获得会更加安全，而且研究显示食物中维生素 E 吸收率是药物维生素 E 吸收率的 3.5 倍。

建议每天都摄取含维生素 E 的食物，如小麦胚芽、黑芝麻、鸡蛋、葵花子、花生、菱角等。每天摄入维生素 E 可以促进血液循环，预防胆固醇和血管堵塞、保护皮肤、保护大脑。

维生素 K

促进血液正常凝血，减少生理期大量出血。也可以预防分娩时大出血。但是维生素 K 一定要在营养师或者医师指导下服用。

B 族维生素

所有维生素当中只有 B 族维生素是一个群体。它包括维生素 B_1、维生素 B_2、烟酸（尼克酸）、泛酸、维生素 B_6、叶酸、生物素、维生素 B_{12}。不同的维生素 B 有不同的作用。

维生素 B_1 主要帮助糖类代谢产生能量、维护神经系统健康、预防维生素 B_1 缺乏病。多存在于糙米、燕麦、豆制品、肝脏、酵母、坚果、瘦肉、芦笋、菠菜、红椒、红枣中。

维生素 B_2 促进细胞再生、帮助脂肪代谢、预防口角炎。多存在于动物肝脏、酵母、黑芝麻、葵花子、杏仁、蛋白、海带中。

烟酸（尼克酸）维护消化系统健康、安定情绪、保护心血管。多存在于动物肝脏、酵母、芝麻、花生、核桃中。

泛酸促进抗压力荷尔蒙分泌，有助缓解压力。多存在于动物肝脏、瘦肉、花生中。

维生素 B_6 缓解女性生理疼痛、有助于稳定情绪。多存在于全谷类、豆类、肝脏、坚果、酵母、瘦肉、鱼、菠菜、香蕉、蜂蜜中。

叶酸有助于红细胞的制造、促使皮肤细胞正常生长、预防恶性贫血。多存在于芦笋、花椰菜、肝脏、酵母、豆类、柑橘中。

生物素有助于维护头发健康、保持皮肤光滑，同时可以帮助代谢体内多余脂肪。多存在于红肉、肝脏、鸡蛋中。

维生素 B_{12} 有助于体内蛋白质的合成，也是制造红细胞的重要原料。多存在于发酵食品（纳豆、豆豉）、肉类、鸡蛋、牡蛎中。很多不吃蛋奶的全素主义者为了避免缺乏维生素 B_{12} 可以多吃酵母、味增、纳豆、豆豉等发酵食品。

关于 B 族维生素对于人体的健康简直太重要了，它几乎参与了身体所有的代谢。缺乏 B 族维生素会出现很多严重的后果，如免疫力异常（过敏、感冒）、皮肤毛发异常（脱发、长痘、皮肤瘙痒）、神经功能异常（心悸、头昏、脾气暴躁、失眠、多梦）、新陈代谢异常（肥胖、月经失调）、肠胃功能异常（便秘、腹泻）、疲劳耐力不足（精神不济打哈欠、胸闷气短）。

B 族维生素是我唯一建议要额外补充的保健品。虽然 B 族维生素很容易从食物中获得，但是很难获取均衡，每天吃一颗 B 族维生素很有必要。尤其对于素食者、偏食者、外食族、不吃主食的人、备孕者、代谢症候群者帮助很大。而且 B 族维生素是水溶性的，一般很难中毒。它一般在体内就存在 2～4 小时就会被代谢掉。目前为止 B 族维生素中毒的案例真的很少。

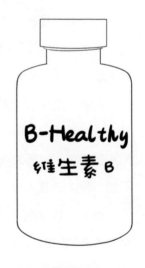

当然，我虽然推荐每天补充一颗 B 族维生素，但还是要饮食均衡，不要舍本求末。请大家一定要吃主食（糙米、藜麦等）。

维生素 C

大家平时听到最多的估计就是关于维生素 C，维生素 C 对于人体确实很重要。它对于人体的重要性主要表现在下面几点：

- 能使免疫功能有效地发挥。
- 可制造胶原。
- 能加速伤口及破裂组织的愈合，并能确保生长。
- 帮助身体适当地吸收铁质。
- 参与体内氧化还原反应，是天然的抗氧化剂。
- 防癌抗老化，保护细胞。
- 美白皮肤，减少体内黑色素沉着。
- 是体内代谢胆固醇所需的辅因子。
- 增加支气管对抗温度变化的能力，减轻哮喘。

虽然维生素 C 很重要，但是也不建议大家买维生素 C 保健品来吃。因为一般每人每天 100 mg 就够了，真的非常容易获得。你吃一颗西柚或者两个奇异果，一天的量就够了。维生素 C 属于水溶性，就是你补充得再多，身体不吸收就会随尿液排出体外。维生素 C 服用过量会造成胃肠道不适，如恶心、呕吐、腹部痉挛、腹泻。

当然，也有一些特殊情况可以在营养师或者医师建议下增加维生素 C 的服用量。

- 偏食或者长期外食的人。很多人不吃新鲜蔬菜水果，多半维生素 C 摄入不足。可以额外补充维生素 C 的保健品。

· 手术后的病人。维生素 C 可以促进胶原蛋白成长，并有助于身体组织的修复作用，对于术后伤口愈合很有帮助，病人可以在医生指导下额外服用维生素 C。

· 产前和产后妇女。维生素 C 可以促进胶原蛋白形成，可以预防贫血、静脉曲张。产前和产后妇女可以在妇产科医生指导下服用维生素 C。

· 容易感冒的人。当人体免疫功能下降时，很难抵抗病毒、细菌入侵，容易感冒。维生素 C 可以提高人体免疫力，增加病毒抵抗力，预防感冒。

· 减肥者。减肥期间要代谢大量的废弃物，且当体内脂肪减少后，皮肤会变得有点松弛。这时在营养师指导下额外补充维生素 C，促进新陈代谢和恢复皮肤弹性。

· 抽烟者。一支烟会破坏 0.8 g 维生素 C，一般抽烟者都会要求额外补充维生素 C。

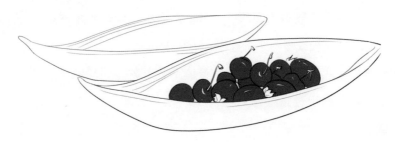

矿物质

上面提到过矿物质参与人体各项酶活动，平衡体液和能量补给等生化反应。矿物质在体内也没有办法自行合成，需要从外界的摄取中获得。我们的矿物质过少不利于健康，过多也不利于健康。所以，一般情况下还是建议饮食均衡，从饮食中获得矿物质。这样有效且安全。

人体虽然含有 50 几种矿物质，但是我们常提到的有钙、镁、钾、钠、铁、锌等。它们都是可以在食物中获得。比如：

含钙食物：豆制品、绿叶蔬菜、奶制品、小鱼干、黑芝麻、腰果、燕麦、红薯、肉类、柿子、葡萄、海带等。

含镁食物：白芝麻、松子、菠菜、坚果类等。

含铁食物：菠菜、动物肝脏、红肉、豆类、绿叶蔬菜等。

含钾食物：香蕉、无花果、全谷物、甲壳类、火鸡等。

含钠食物：海盐、喜马拉雅粉盐、味增等。

含锌食物：海产品、肝脏、牡蛎等。

不要随便买含矿物质的保健品去补充，这样很难对症，易造成体内某些矿物质过高，不但不利于健康，反而造成其他矿物质的缺乏。

拿钙来举例。钙是人体内含量最多的矿物质，有助于骨骼、牙齿健康，改善神经传导，调整血压。市面上钙片很多，主要分为天然钙和合成钙。其中天然钙有牛骨钙、牡蛎钙和贝壳钙等，价格较高，但是需要注意重金属污染问题。合成钙就是碳酸钙、柠檬酸钙、乳酸钙、磷酸钙、半乳酸钙、葡萄酸钙等。其实很多人都搞不清自己吃的钙片到底是什么就随便补充。我们人体每天需要 800～1000 mg 的钙，如果饮食均衡一般可以摄取到 800 mg 的钙质。如果你每天补充大剂量的钙，会有钙化风险。体内钙过多也会造成镁流失，钙镁严重不平衡。美国研究显示75岁以上的老人没有必要吃钙片补钙了，因为不但不能吸收还会造成肠胃不适。长期补充钙片对于心血管也是负担。

简而言之，任何的维生素或者矿物质的补充品请在营养师的指导下服用。

饮食法则7·吃全食物

全食物是指天然完整、未经加工精制的食物，如蔬菜、水果、糙米、藜麦、豆类、坚果等。这类食物含有人体所需的完整营养，包括蛋白质、脂质、矿物质、维生素，还有天然药物植化素。

吃颜色多样的蔬果

植化素对于大部分人来说很陌生，用通俗的话讲，植化素是形成植物色彩的主要成分。不同颜色的蔬果含有不同种类的植化素，可以提供给人体不同的营养价值和生理保健作用。我们有一个健康概念就是吃"五蔬五果"摄取不同颜色的食物，补充不同的营养。常见的植化素包括类胡萝卜素、类黄酮素、茄红素、花青素、叶绿素、硫化素等，现在已知的植化素有数千种之多。它们可以抗氧化、抗菌、抗炎、抗肿瘤、抗自由基，提高免疫力等。

吃全食物，最好是连皮带籽一起吃。上面强调的植化素大多数是含在皮和籽中。前提是你买到的蔬菜水果是天然有机产品，表皮没有农药残留。或者使用天然有机的清洗机彻底清洗干净。上文提过很多人对于吃皮和籽的另一个顾虑就是不好咀嚼和消化，这时候家中可以准备一台破壁机，连皮带籽打蔬果汁是很好的健康饮品。

全谷物是对抗疾病的力量

一直强调全食物才可以提供全营养。过于精细的食物，营养价值很低。

其中，全谷物就是最好的全食物之一。如糙米、藜麦、小米、黑米、全麦等，营养价值很高，含有蛋白质、膳食纤维、矿物质、维生素。但是过于精细的食物使其营养价值削弱很多。

对于稻谷而言，脱去稻壳就是糙米。糙米进一步脱去表皮就是胚芽米；胚芽米把胚芽去掉就是白米。但是营养成分95％集中在表皮和胚芽中，也就是说你所吃的白米只剩5％的营养。白米已除去了最重要的营养素，等同于没有生命能量的"死亡食物"。会发芽的谷物，如糙米才是蕴含着生命力的"活的食物"。

美国临床营养学杂志指出：吃全谷物可以降低患慢性病的风险，如糖尿病、心血管疾病等。

吃全谷物也可以摄取植化素，谷物里面的皂角苷和木质素都可以抑制癌细胞，降低胆固醇，全谷物是最好的主食。糙米中可以加一点其他全谷物，如薏米、红豆、黄豆、藜麦等。但是有一点要和大家强调一下，就是糙米煮之前一定要浸泡4小时。

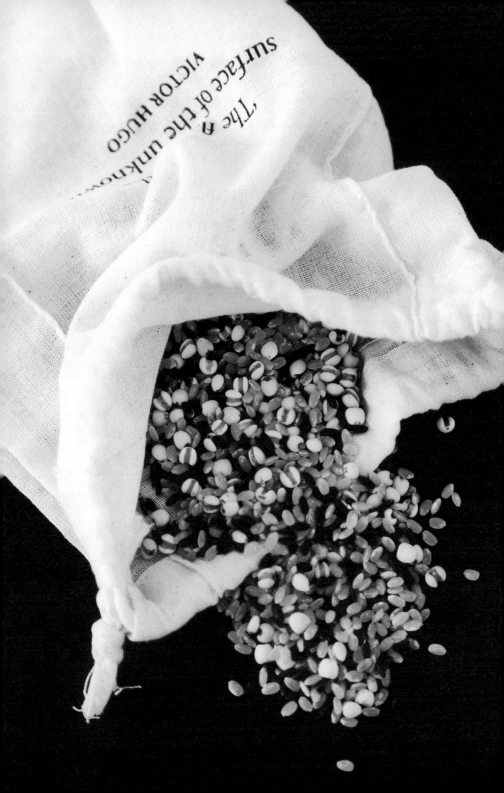

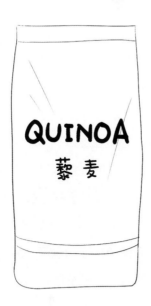

饮食法则 8·避免细胞发炎的饮食习惯

科学研究证明细胞层次的长期慢性发炎，是导致生病、老化的主因。饮食不当，很多毒素没有办法消化堆积在体内，身体就会出问题，如过敏、疹子、气喘等大多数是吃出来的。

其中高油、多肉是健康的致命伤。肉类经过高温油炸会变质，食用加重肝肾负担，导致细胞发炎。世界癌症研究组织已经证实，红肉和加工肉确实是引起大肠癌的因素之一。加工的肉类对于糖尿病的影响也很大。

另一个引起细胞发炎的就是糖分。"糖是合法的毒品"，吃糖会上瘾，而且糖分直接影响白细胞的制造和活动，降低身体免疫力。

大量的糖分摄入体内，血糖就会迅速升高，血液里面的糖分一高，胰岛素就开始工作把糖分代谢为燃料。如果吃的糖分高，运动少，热量就会转换成脂肪堆积在体内，造成肥胖。如果糖分持续高摄入，就会让胰岛素疲惫不堪，把燃料变成毒素，刺激细胞发炎和降低免疫力，有时会导致癌症。

细胞受损，很多问题就出来了，如过敏、打喷嚏、炎症等，尤其是哮喘方面的问题，与糖分摄入过高有直接关系。现在医院小孩子的哮喘问题越来越多，几乎都是这个原因。

美国一项研究也显示：极爱甜食的孩子，除了容易长蛀牙、发胖外，成年后很可能得抑郁症和酗酒。另一则研究显示：每周喝含糖的软饮料，患胰腺癌的概率提高 87%。

老年人因为代谢慢，更加不宜食用过多的糖。

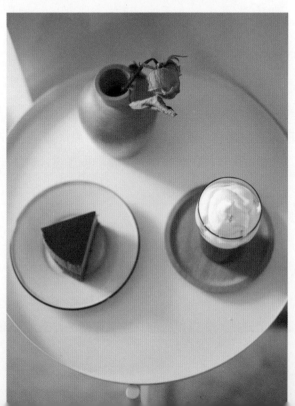

糖是促使皮肤老化的重要原因。

水果含有大量的果糖，也不宜吃太多。尤其是很多热带水果，不适合大量食用。

现在的超市几乎可以买到任何蔬果和粮食，它们不分季节、不分产地。反季节饮食会造成细胞发炎，为了避免细胞发炎，我们要最大限度的减少毒素的摄入，同时让营养多样化，尽可能选择当地当季有机的农产品。有机种植的食物不含农药和化肥，含有较高的植化素和抗氧化成分，而且有机种植是保护环境、保护土壤的一种可持续发展种植。我在美国生活期间，所有的食物都是在有机超市购买，周末的时候也会去逛农贸市场。比起现代化超市，我更加喜欢传统的农贸市场。

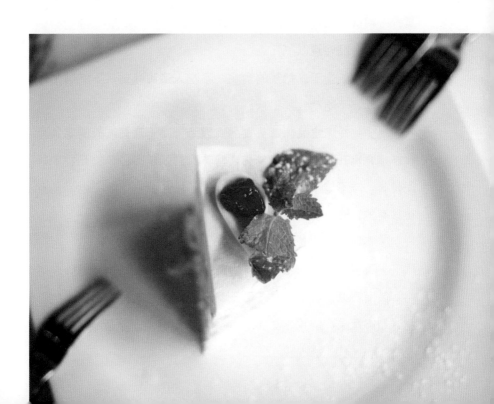

饮食法则 9·多吃食物，少吃食品

这里说食物就是指自然界生长的，而食品是指经过加工的。在后工业化的时代，加工食品变得十分普遍。如果一家酸奶公司声称他们的酸奶内含有 5 g 纤维，那我们为什么不去吃呢？问题是这瓶酸奶里真的含有真正的膳食纤维吗？就算有，那他们也只是说出了部分事实，这瓶酸奶还同样含有大量的糖分（有的添加了阿斯巴甜）添加剂等。还有很多产品的包装设计让大众误以为里面含有新鲜的水果，其实里面有的只是添加剂、色素、防腐剂等。所以购买食品时要学会看成分，成分越多越不健康。如果你还看到自己根本不认识的成分，甚至连字都不认识，最好不要购买。一般成分超过 6 种的食品不建议选购。

选购食品注意以下几点：

· 不要吃含玉米糖浆的食物，不吃人造甜味剂，不吃漂白和强化面粉，不吃精致加工糖。

· 少买冷冻食品和罐头食品。因为针对于营养，时间至关重要。植物离开土地的时间越长，营养流失就越多；动物死亡的时间越长，越不健康。当一个黄桃做成了罐头，它也就不再具备黄桃该有的营养价值了。

· 不要吃含反式脂肪的食品。

· 不要吃含有人工色素、防腐剂、添加剂的食品。

简而言之：我们平时一日三餐吃新鲜烹煮的食物，多吃全谷物、新鲜蔬果、坚果、豆类、海藻类、发酵食品、新鲜的鱼类，少吃垃圾零食、碳酸饮料等。就可以很好地做到"多吃食物，少吃食品"的饮食法则。

饮食法则 10·现代化饲养方式是健康隐忧

大家可以去看看 BBC 在 2009 年拍的纪录片《食品公司》，就会了解到为什么现在的饲养方式是健康的隐忧。大量的生长激素和抗生素被滥用，强行改变动物本来的饮食习惯，如本应该吃草的牛，却偏偏让它们吃玉米。关键的是这些饮料是洒过农药的甚至是转基因产品。现代化饲养大量使用激素也大大改变了动物的生长周期。众所周知，美国牛奶的产量很高，但是在利益驱使下，农场主给牛注射一种激素，就是重组牛生长激素，这样可以提高产奶量。同时，这些激素造成奶牛乳头发炎，从而又利用抗生素来抑制发炎，如此反复形成了恶性循环。

我每次了解家畜都让我觉得毛骨悚然。我不是素食主义者，但是我拒绝食用这种违背自然、滥用抗生素和激素等养殖出来的动物。所以现在我更加偏向于素食，我自己在美国 9 年几乎不吃鸡。就算是鸡蛋也一定看到标明了"有机""散养"才会购买。如果买牛肉我会购买"百分百青草喂养的有机牛肉"。

关于鱼类等海鲜也是一样，尽量避免食用人工养殖的鱼。多选择深海鱼，如鳕鱼、沙丁鱼、石斑鱼、黄花鱼等。因为深海鱼含有丰富的 DHA 和 EPA 特别有利于孩子脑部发育。而且，深海鱼污染小。

从环境保护来看，大片森林被砍伐改种谷物。其中 70% 是用来饲养畜牧，两成的温室气体也是畜牧业造成的。作为延伸知识点：推荐纪录片《畜牧业的阴谋》（*COWSPIRACY*）。

另外，新谷弘实表示长期摄取大量动物性食品，肠道会变得又短又硬，而在肠内长出憩室或息肉。动物性食物占 30％以上的饮食会造成肠内环境恶劣、引起肠内腐败、身体变成酸性、肝和肾脏功能降低、招致生活习惯病、加速老化等一系列的问题。如果你的身体已经出现这些问题，就要考虑适量减少一点肉食。

所以，无论是从自身健康考虑，还是保护动物的人道主义，保护环境等原因，建议大家慢慢地减少肉食的摄入。

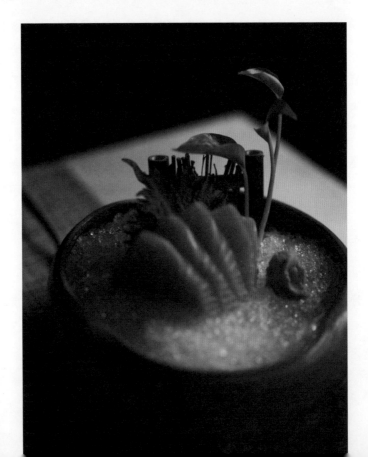

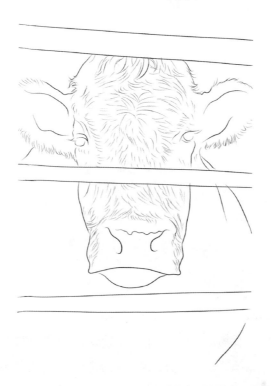

饮食法则 11·合理饮食，不走极端

对于饮食，我的导师经常和我说的单词就是"Moderation"，你可以理解为"适度"。导师说再好的食物，如果吃过量也会对于身体产生伤害。不健康的食品，偶尔放纵自己吃一点也不会对身体造成很大的伤害。现在很多人对于饮食特别容易出现极端，时而节食，时而暴饮暴食，这些都是不可取的。

还有就是"never say never"，"永远不要和自己说永远"。"我永远不吃薯条了""我永远不喝碳酸饮料了""我永远不……"这些极端的话只会给你压力捆绑住你。

我的女神 Miranda Kerr 平时的饮食可坚持 8 ∶ 2 原则，就是所谓的 8 分坚持吃健康食物，2 分放纵吃一点甜点、饼干等。如果是节假日她可按 7 ∶ 3 原则。而我自己则是平时饮食注重健康，一旦外出旅游就是开心吃遍当地美食。比如我平时几乎不吃奶制品，但是我在畜牧业相对健康的新西兰就会吃当地美食，很多都是起司、黄油。但还是很享受，我觉得这样生活才有乐趣。

希望记住这个饮食法则：合理适度，不走极端。

饮食法则 12·巧妙清洗

当我们选好了食材，巧妙清洗也很重要。

苹果含有 389 种植化素，而且它们大多集中在表皮的地方。我们建议吃全食物，连皮一起吃。果皮是植物抵御日晒虫害的部位，含有丰富的抗氧化成分，并且抗老防癌。但是苹果表皮污染物众多，我们要确保食物来源是绿色有机，如果不是有机的就一定要清洗干净。

有皮蔬果要刷洗

有皮的蔬果，如莲藕、葡萄、苹果、黄瓜等，先冲掉灰尘，再把它们放在盛满水的盆中，撒入面粉搅匀后浸泡 3～5 分钟，然后用水反复清洗干净。对于外果皮打蜡的水果，可以用软刷进行刷洗去蜡。

一般橙子、石榴、西瓜等也要清洗干净再切，以免表皮的污染物污染果肉。

叶菜类要冲洗

叶菜类不宜浸泡，最好的办法是以流动的水清洗，稀释表面的农药浓度。切忌浸泡，避免造成二次污染。

像花椰菜类的十字花科类，花穗里容易有污染物，要一株株切开清洗。

一般芽菜类污染物比较少，可用清水冲净后，再用好水浸泡几分钟。

简而言之，多花点时间在食材的清洗上是保护肠道干净的重要一步。

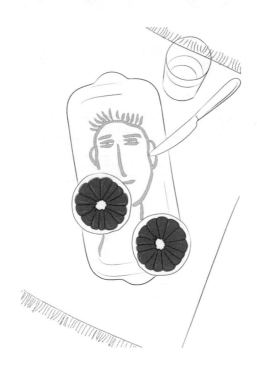

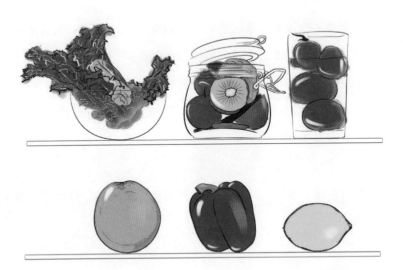

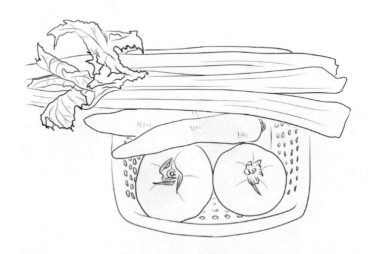

饮食法则 13 · 健康烹调

有疗愈力的活食物

活的食物是最健康、最有疗效的工具。所谓"活的食物"就是充满活性酶的食物。现在大多数的食品都不是活的食物，如罐头、饼干、蛋糕等都是"食品"不是"食物"。人要多吃自然的食物，而非充满添加剂的食品。

现在的烹调方法也是杀死食物中活性酶的一个主要原因。我们一般会用煎、炒、炸等烹调方法，这样会让食物失去应有的生命力，而这些烹饪方法很多会使食材内含的天然酶完全丧失。

什么是酶？酶是复杂的蛋白质，参与催化生物体内的每一个生化反应。目前为止，人体内发现的酶有5000多种。若没有酶的参与，维生素、矿物质、蛋白质和激素都无法执行功能。

酶分为三大类，分别是参与代谢的酶、消化酶和食物中的酶。其中食物中的酶仅存在于生食中，也就是未经烹调或未以48℃以上加热处理的食物。除了酶以外，大多数的蛋白质加热到65℃也会被损坏。虽然人体能自行合成22种消化酶，但是建议额外补充功能酶食品。如果我们吃进去的食物含有酶，人体就可以把制作消化酶的能量节省下来，用于其他健康构造。

所以吃富含酶的食物能帮助人体减少大半的消化工作。食用不含酶的食物时，所有的消化都要人体负担，尤其是肠胃、胰脏和肝脏。

健康烹调

· 首先选择当地当季有机蔬果。

· 新鲜的蔬果汁是很好的补充酶的方法，建议蔬果汁中加一点生姜。

· 快炒！不要长时间的炒蔬菜，这样蔬菜营养就流失了。

· 尽量少吃煎、炸、烤食物。

· 少盐，少油，不吃味精。

· 经常使用葱、姜、蒜、香草、香料、姜黄素等自然物质作为调味品，减少化学调料。

· 不要用微波炉加热食物。

· 使用不锈钢厨具、玻璃器皿、陶瓷器皿、铁锅、木勺等。不要使用铝制器皿、塑料厨具，尤其是砧板最好选择木制。

· 切菜生熟要分开。

· 让烹调变得简单，学会做轻食。

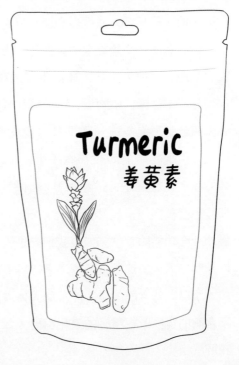

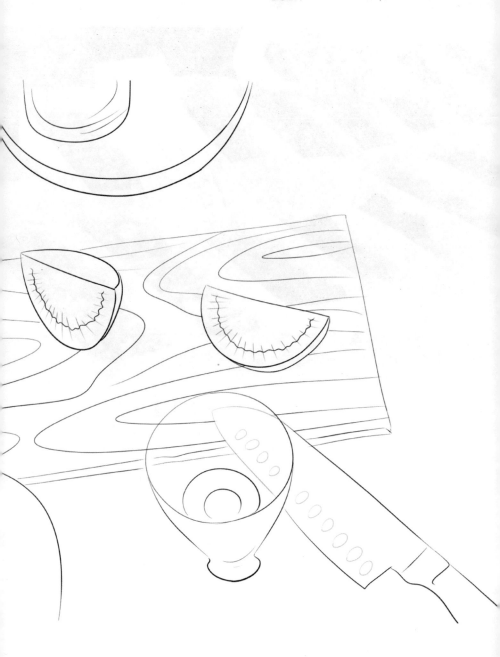

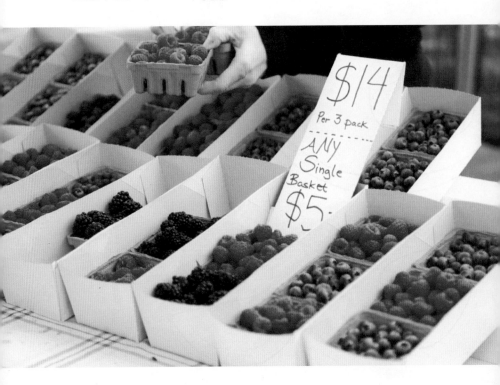

饮食法则 14·细嚼慢咽

细嚼慢咽是饮食中非常重要的一步！它可以让食物得到唾液的充分滋润。唾液、胃液和胆汁等充分混合后可以帮助消化。人类肠壁可以吸收的物质的长度约 15 μm，大于这个尺寸的块状物无法吸收会被排出体外。所以如果不充分咀嚼，吃进肚子的食物可能只有三成会被身体吸收，有时会造成消化系统的负担。

细嚼慢咽也可以帮助感受享受食物的美味。

细嚼慢咽可增加饱腹感，不容易吃撑，有利于瘦身。因为细嚼慢咽可以延长用餐时间，血糖值逐步上升且抑制食欲，从而防止暴饮暴食。

　　以下再强调几点进食时的注意事项：

　　·不要狼吞虎咽，吃饭要细嚼慢咽。

　　·吃饭八分饱有益健康。

　　·生气不吃饭，吃饭不生气。

　　·保持身心平和，在安静放松的气氛中进食。

　　·睡前 2～4 小时不要进食。

　　·专心吃饭，仔细品味每一口食物。

　　·再怎么好的食物，过度摄取都有害健康。重要的是均衡地摄取好的食物，并充分咀嚼。

　　·感恩你所拥有的食物。

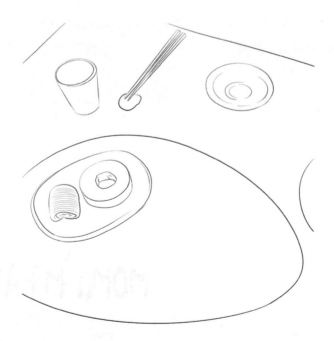

饮食法则 15 · 不要用速食去喂养你的孩子

很多家长总是放纵孩子吃肯德基、麦当劳等速食，大量地喝碳酸饮料和吃零食，结果就是过早地发育、哮喘、忧郁，过敏越来越多，还有就是现在各种疾病趋于年轻化。妈妈们应该学会给孩子吃天然有机食物。

吃得多，长得好？

很多的妈妈都有这种观点。现在的孩子不是营养不良，而是营养过剩。大多数的孩子吃得过多，其中只有少部分食物是身体需要，很多剩下的都会造成身体负担。

饮食要懂得适可而止。当我们细嚼慢咽的享受食物时，大脑会自动告诉我们何时吃饱了。感到饱腹感就停止进食，其实只要遵循这个简单原则就好。

但是很多妈妈会让孩子不断进食，有时孩子不想吃，还是会让孩子继续吃一点。就是觉得孩子吃得多就会长得好。其实孩子需要的只是营养均衡，而不是过食。

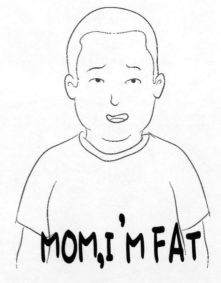

第三法则　生活法则

The Laws of Lifestyle

我近九年都没有生病了，源于首要食物的培养，健康饮食，还有就是离不开一些生活法则，注意生活中的细节。养生不在于天天大补，只要注意生活细节。每天一小步，健康一大步。下面就重点和大家介绍一些我的生活法则。

生活法则 1·椰子油漱口

口腔是身体之窗，下面我们来简单了解一下我们的口腔，你就会知道保持口腔清洁和健康有多么的重要。

· 就像眼睛是心灵的窗口，口腔是我们身体之窗。透过观察一个人的口腔，就可以充分了解一个人的健康状况。

· 口腔也是消化道的一部分，观察口腔可以了解肠道的状况。

· 人类口腔中有不可计数的细菌滋长着。事实上，人类口腔中的细菌，比狗狗嘴里的细菌还多。狗狗的唾液中有一种人类口腔中没有的抗体，这些抗体可以杀死引发疾病的病菌。

· 人类口腔中的细菌分为浮游菌和菌膜两类；超过 600 种细菌藏在人类的嘴巴里，估计细菌的总量将近 1000 万。

· 口腔中的厌氧菌所产生的分解酵素和毒素，会破坏刺激牙龈而引起发炎和出血。

· 刷牙只能清洁 60％的牙齿表面，牙垢会留在难以清洁的区域，一块小小的牙垢就能容纳 1000 万细菌。

· 你口腔里的细菌数量比地球上的人口数量还多。一般马桶座上 2.5 cm² 所含的细菌量，比人类口腔中的细菌还少。现在你口腔中的细菌数，比一只鞋底的细菌量还多。

· 很多口腔常见问题，如口臭、蛀牙、牙菌、牙结石、牙龈炎、牙周病、牙脓肿等，几乎都是因为口腔细菌造成的。

· 如果有牙龈出血，刷牙时就提供了病菌进入血液的通道。

· 患有牙龈疾病的人发生心脏病的概率比没有牙龈疾病的人高出 3 倍。

· 患有牙周疾病的人患冠状动脉疾病的概率比一般人高出 2 倍。

· 患严重牙龈疾病的人中风的概率比一般人高出 2 倍。

· 患 2 型糖尿病的人出现牙龈疾病的概率比一般人高出 3 倍。

· 有 20％的心脏疾病病人在做了牙科手术后，包括定期洗牙后的几个星期内，出现细菌感染性心内膜炎。

· 牙齿健康的人，关节炎和动脉粥状硬化以及其他常见的衰老退化病症也很少见。

· 大多数的哮喘和感染有关，这些感染主要的途径是口腔。

· 牙周病症的孕妇会增加早产的风险。

· 根管治疗和汞合金补牙填充物有害健康。大多数牙科使用的都是些化学物质，除了一些必要情况下，不要轻易去医院看牙科，包括洗牙。很多人洗牙造成牙齿长时间的敏感。

· 氟化物比铅还毒，拒绝含氟牙膏和水，请选择有机牙膏。所以说，健康就是注意生活中的漱洗小细节。

椰子油漱口的理论和效果

油漱疗法的起源是印度医学，追溯至两千年以前。印度医生们发现：用植物油漱口不但能清洁口腔，还能恢复身体的健康。这种方式可以治愈近 30 种系统性疾病，如口臭、头痛、皮肤过敏，甚至糖尿病和哮喘。当你把椰子油含在嘴里时，那些微生物的脂肪膜就会被牵引在一起。椰子油在牙齿和牙龈之间来回漱的时候，细菌会被筛出来，就像是被吸到一个强力的磁铁一样，躲在牙龈的裂缝中、牙齿的细孔和细管中的细菌会从它们的藏身之处吸取出来，并牢牢地锁在油的混合物中。

现代，这个方法被自然疗法医生所推崇，成为自然养生很重要的一部分。

椰子油漱口的步骤：

· 1～2 茶匙的椰子油含入口中（用量根据自己口腔大小而定）。

· 含在口中的油来回漱口。

· 停留在口腔 15～20 分钟，期间你可以做别的事情。时间不可以低于 15 分钟。

· 把油吐在垃圾桶，不要吐在水池里，避免堵塞下水道。

· 用水漱口，然后用有机牙膏刷牙。

· 每天至少进行一次椰子油漱口。

椰子油漱口的注意事项：

· 切记不要把油吞下肚子，因为这时候口腔的油吸附了很多毒素。

· 5 岁的孩子即可以在家长陪同指导下进行油漱疗法。

· 椰子油漱口可以产生一个强而有力的排毒效果，在漱口中可能会让你感到反胃或者恶心不已，也可能会因为喉咙中所产生的黏液而造成作呕反应。这时可以吐掉口中的油，休息一会再重新漱口。

· 有的人刚开始进行椰子油漱口时会出现净化排毒反应，净化排毒反应通常会持续几天。比如我刚开始做油漱时会在椰子油漱口后咳出一大堆黄色黏液，这是身体在持续地净化，排除身体中的脏东西。等排干净了，自然就不会咳出黏液。

· 要永远改变口腔环境，就必须要改变饮食和生活习惯。糖和精制糖类、饮料和氢化植物油会助长口腔细菌。

· 只能用椰子油，不要换其他的油，并且要选择有机天然的椰子油。

· 一般建议早晚各做一次。早晨起床吃早饭前，口腔的细菌最多。研究显示，刷完牙，口腔细菌还是非常多，几乎没有改变。油漱几乎可以 100％的清洁口腔细菌，这样才不会让细菌随着早饭吃进肚子。

晚上的时候，如果不清洁口腔，细菌会在口腔肆无忌惮地增长。所以晚上刷牙前最好进行一次油漱，还可以改善打呼噜和流口水的毛病。

饮食健康＋油漱＋认真刷牙＋牙线

‖

口腔健康＋牙齿美观＋身体健康

美国著名医师 Bruce Fife 曾经说过：

While Oil Pulling may not be the answer to every healthy problem，it has the potential to bring about remarkable improvement. You may notice changes almos timmediately or it may take some time. Improvement can be slow and subtle—so much so that you don't notice anything until one day you look back and say "hey，I didn't get the flu this year" or "My allergies didn't act up much this season". The most noticeable improvement will be to your oral health—Fresher breath，healthier gum and cleaner teeth.

也许油漱不是解决所有健康问题的答案，但油漱绝对可以大大地提高身体健康。有时候改变不是瞬间的，它也许很慢，但当你有一天回头看就会惊奇地发现"我今年居然没有感染流感"或者"这个季节我居然没有过敏"。油漱的改变是"润物细无声"的，最大的改变也是最可见的就是口腔，清新的口气、健康的牙龈和洁白的牙齿。

我觉得自己 9 年未生病，坚持油漱是一个很大的因素。

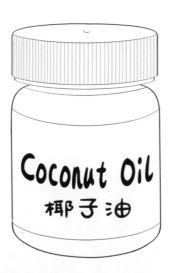

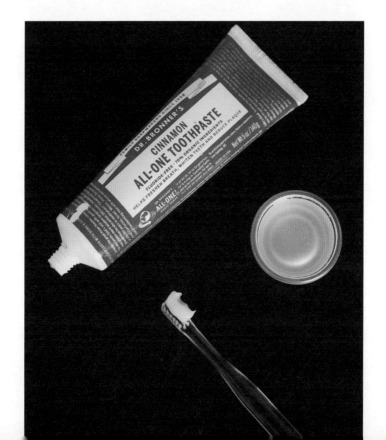

生活法则 2·洗鼻子

我几乎每天晚上都会清洗鼻子。首先清洗鼻子最直接的好处就是让我通畅地呼吸。关于这一点大家只有尝试后才会知道鼻子完全的畅通有多么的舒服！

其次，清洗鼻子可以预防 90％的感冒。尤其在流感盛行的季节大家可以尝试这个方法。

现在国内雾霾严重，清洗鼻子可以一定程度上帮助大家保持健康。

最后，洗鼻子可以神奇地治疗头痛。处在头痛情况下的人，不妨尝试洗鼻子，可以立刻感觉头痛会好很多。

洗鼻子步骤：

在洗鼻壶里面加盐加水，头呈 90°。从一个鼻孔倒水，水会从另外一个鼻孔出来。左右各洗一壶。洗的过程中，嘴巴微张。学会用嘴巴呼吸，不要用鼻子呼吸。大家多练习几次自然就会了。

洗鼻子注意事项：

·如果鼻子严重堵塞，水无法从一个鼻孔流向另一个鼻孔，那就暂时不要洗鼻子。还有鼻内感染、鼻窦炎、耳部感染或者耳鼻才做完手术的人，不要洗鼻子。

·洗鼻器一定要清洁干净。

·洗鼻子的水一定要用纯净水，水温不要太烫，温水或者冷水都可以。

• 最好是使用专门清洗鼻子的盐，这种盐不含碘，只要放一点点就可以了。

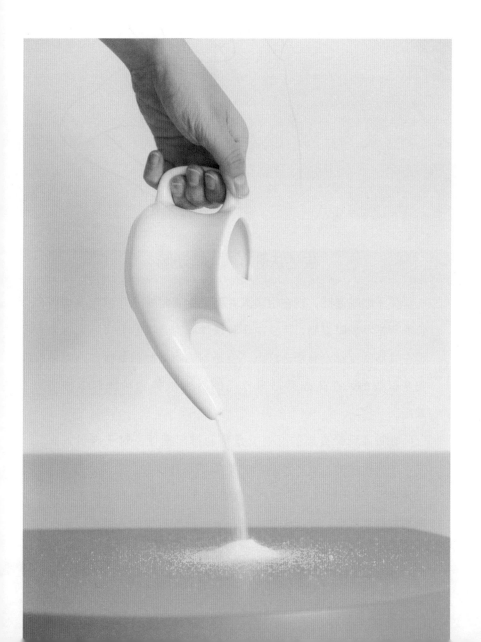

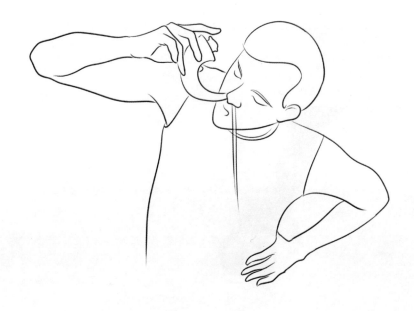

生活法则 3·咖啡灌肠

关于咖啡灌肠，现在很多人并不陌生。早在几年前就有很多营养师推荐咖啡灌肠，但是由于其操作考究且不容易操作，直到现在其接受度都没有那么广泛。但是，咖啡灌肠只要操作得当是安全有效的，在美国有很多专门的养生机构会帮顾客做咖啡灌肠。

咖啡灌肠最直接的好处就是帮助排出宿便。对于许多人来说，便秘很烦恼，每天使用药物排便的不在少数。但是，"是药三分毒"，肠子具有一个特性，就是受到药物刺激后，如果不渐渐增加刺激强度，就会失去反应。服用药物排便的人就可以感受到，本来少量使用就可以排便，但是经常使用的话就会失去效果。

便秘是肠相恶化的原因之一，必须尽早改善。如果吃的东西不能顺利排泄，再好的食物也会在肠内腐败而产生毒素。到了这种状态，肠内细菌的平衡很快会被破坏。很多便秘的人脸上会长痘痘还有斑，都是因为毒素没有办法排出体外。

当然最好是在自然的状态下自然排便。吃天然食物、补充膳食纤维、多喝水、揉腹、锻炼等，都可以帮助我们养成按时排便的好习惯。

对于便秘的人来说，"咖啡灌肠"是很好的解决方法。咖啡灌肠由来已久，80多年前由 Gerson 医生发明。这种方法以前用于癌症病人的治疗，很多人担心咖啡灌肠会使肠道功能变差。根据大量的研究表明：定期做咖啡灌肠的人，肠子功能健全而且没有宿便，肠相非常美丽。反而长期服用药物排便的人肠相很差。新谷弘实医师每天都进行一到两次的咖啡灌肠，为什么呢？并不是因为排便不顺，就算排便很顺利，肠内任何可能残留有异常发酵或未完全消化的东西，特别是大肠靠近肛门处的部分，因为容易堆积宿便，所以最好尽快排干净。

每天进行咖啡灌肠主要清洁大肠左侧，不妨碍负责消化吸收的小肠。咖啡含有27种化学物质，从嘴巴喝进去对于住在小肠的益菌有害，但是从肛门进去时，就会减少大肠的坏菌。而且，咖啡中的诸多成分会刺激大肠，扩大肝脏的微血管或毛细管，促进肝脏血液中的毒素排出。

就算每天灌肠，当停止灌肠，只需 24～36 小时就可以自然排便，大家可以放心实施。

下面总结一下咖啡灌肠的 11 大健康益处：

· 稀释肛门静脉血液，让胆汁也跟着被稀释。

· 茶碱和可可碱，也就是咖啡的主要营养保健成分，可让血管扩张，对抗肠道的炎症反应。

· 咖啡的棕榈酸盐能够强化 GST，这正是负责移除血清中许多毒性自由基的酵素。

· 灌肠液本身可以刺激内脏神经系统，促进蠕动，以及将稀释的毒性胆汁从十二指肠输送到直肠。

· 由于具有刺激性的灌肠液最多停留 15 分钟，而且体内所有的血液大约 3 分钟就会通过肝脏 1 次。因此，咖啡灌肠代表着一种透过肠壁进行血液透析的形式。

· 减少血清毒素，以去除受损正常细胞的慢性障碍。

· 改善细胞的钾离子含量。

· 减少细胞的钠含量。

· 增加细胞粒腺体的数量和活性。

· 供应细胞产生能量和修复所需的微量营养素。

咖啡灌肠步骤：

· 使用新鲜研磨的咖啡，咖啡一定要有机咖啡，不添加任何物质。

· 使用咖啡机煮咖啡，一般用 800 mL。

· 让水温降至与体温一样。

· 向右侧躺，双腿微曲，有意识地让自己放松。

- 在管口涂上润滑剂后插进肛门，缓缓让液体流进去。

- 等灌完 800 mL 灌肠液，关掉止水阀，移开管口。

- 保持灌肠状态，放松 10～15 分钟。

- 去厕所排空肠道。

- 每次做完咖啡灌肠，务必将灌肠器彻底清洗干净。

咖啡灌肠注意事项：

- 灌肠用的水一定要纯净水。

- 灌肠器材也一定要清洁干净。

- 灌肠后可以补充一点益生菌。

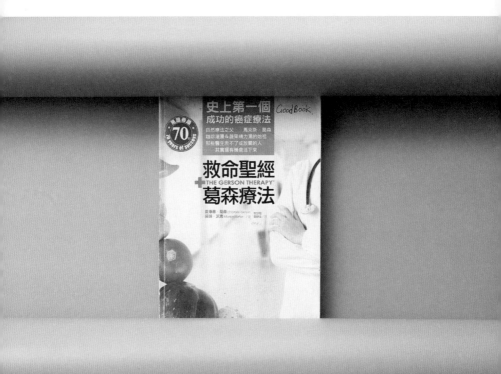

生活法则 4・泡澡

无论春夏秋冬我都需要泡澡，它使我放松，这也是排毒必不可少的一个生活法则。

皮肤是最大的排毒器官，一般排汗即是帮助皮肤排毒。这就是泡完澡或者汗蒸后皮肤看上去白里透红的原因。但是汗蒸不可频繁，因为汗蒸过多伤气血。泡澡却不会伤气血，泡澡是一个平补平泻的过程，既排毒又补身。我每天最享受的时光就是泡澡，非常的放松。

每次泡澡使用的东西，可以根据不同的情况来定。比如：春天用玫瑰精油，泡完澡香香的；夏天会使用葡萄柚精油，可以帮助减肥；或者来个泡泡浴，有夏天的味道；秋天会使用薰衣草精油，帮助睡眠；冬天则可以用艾草、红花熬汁来泡澡。每次选择不同的东西来泡澡也是一种享受。

泡澡时间一般控制在 20 分钟，泡完澡大家可以对于自己的身体进行一番查看，如：手部、脚踝、肚子容易受风的地方有没有出现红白斑纹，如果有就表示身体受风了，要添衣保暖。

还有很多女孩子泡完澡可以观察人中周围的三角区，是不是泛白或者泛黄。泛白表示体寒，泛黄表示最近睡眠质量差，都要加以改善。泡澡还可以帮助淋巴排毒。

泡澡也是一个身体净化过程，因为水可以净化内在和外在。

内在的话就是泡澡时准备一杯水，安静地慢慢地喝水，感受甘甜的水流入体内，感受那份清凉、湿润，感受它进入胃里，想象它流经全身，滋润内在。

泡澡也是一种水的仪式，从头到脚都要参与，并且享受整个过程。当浸泡在水中时，照顾身体的每个部位，告诉它们："现在我的身体是干净的……"做完清洁后，想象着水把这一整天吸收的负能量全都带走了……

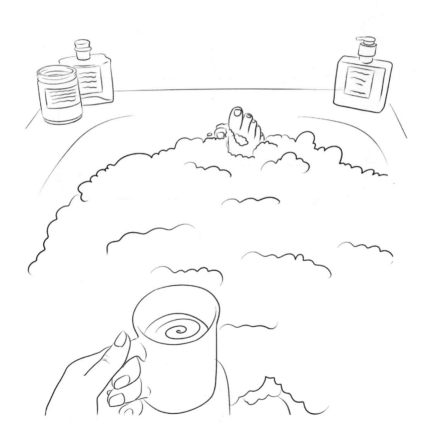

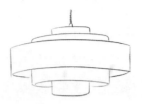

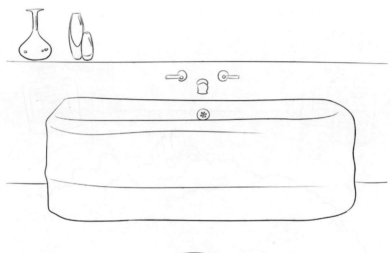

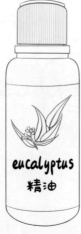

生活法则 5 · 整骨

姿势不良是现代人普遍存在的问题。各种不良的站姿、坐姿、走姿其实与人体健康息息相关。虽然看起来一些慢性病和姿势没有直接关联，但是许多慢性病可能来自姿势问题，所以姿势不正就应该矫正。在美国的整脊疗法和整骨疗法的专业训练和传统医学一样严格，需要官方认证并有合法执照。而两种医疗方法都大力倡导并提供结构调整的实际方法，特别是头部和脊骨可以帮助恢复人体身心的健康。

许多因素会导致身体结构排列发生位移，包括可矫正的先天性新生儿脊椎侧弯，以及婴儿在出生或者成长过程中因外伤或压迫造成的物理伤害。然而，多数人是因为老化或不健康的生活习惯而使身体结构开始偏移，比如：久坐不动和错误的生活方式。不过，最常见的还是因为平时姿势错误而造成的。

不良的体型首先影响的就是我们的气质，对着镜子自己检查一下，你是否有内扣、驼背、富贵包、头部前倾、长短腿、O 型腿等问题。这些都需要我们请专业的人帮我们调理，更重要的是养成正确的姿势。

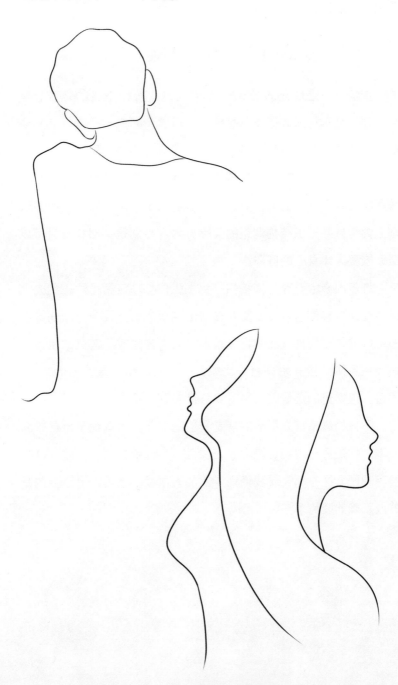

生活法则 6 · 拉筋

每天坚持拉筋 10 分钟对于健康大有益处。很多人说自己的筋很硬，拉不动。其实只要坚持，你会发现自己的身体越来越柔韧。

拉筋的姿势有多种，每次选择一个姿势慢慢练习。当一个拉伸姿势做到极限时就可以换另外一个拉伸姿势。在拉筋过程中要学会感受，当拉伸到最彻底的时候，应该维持该姿势数秒并调整呼吸。尽量拉长吐气后，运用"神经肌肉本体感"来获得肌肉与黏膜的最大放松，借此我们认为能达到相当彻底的"筋膜放松"，在稍微停留与调息中，做到彻底伸展与放松。拉筋运动重要的是深度，而不是频繁地伸展次数。

拉筋过程中身心自在，没有任何勉强，在动中求静，并在动静合一中放松到无限。这样的彻底拉伸，不仅可以改善肌肉耐力，还能提高关节的柔软度，让身体行动更加灵活顺畅。在全面性肢体获得重新调整的状况下，许多慢性疾病都能趋于好转。拉筋是一种自我运动，不需他人的协助就可以达到全面性调整。

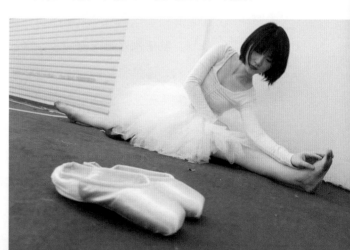

生活法则 7·睡眠

如果有人问一天当中最重要的事是什么？我会毫无疑问地回答：睡眠！

我现在认识很多比我小的朋友，我发现他们大多数人都熬夜，很多人有睡眠障碍和睡眠质量差的情况。当然造成这种情况的原因很多，如：长时间地玩手机、开灯睡觉、玩电脑游戏等。我觉得最主要的原因还是他们都不了解睡眠，这个占据我们生命整整 1 / 3 的事情到底意味着什么？

睡眠帮助大脑清除废物，保障全身健康。美国研究大脑独特功能的神经科学家 Jeff Iliff 指出，睡眠最主要的功能是帮助大脑清除废物，如 β-淀粉样蛋白。这种蛋白是诱发阿尔茨海默病的主要原因。我们的大脑每天都会分泌这种物质。我们都知道人体有淋巴系统帮助我们排除废物，但是脑部是没有淋巴系统的，要靠脑部血管去帮助排除脑部每天产生的大量废弃物。研究显示，人体在睡眠时，大脑的工作还有效率。我们晚上躺在床上休息时，大脑却从来不休息，它在默默地做着清除和修复的工作。就像我们打扫卫生一样，脑部也需要清除垃圾。想象一下，如果你家的厨房一个月不打扫，会是怎样的肮脏不堪。同样的道理，如果长期睡眠不足，大脑将无法正常进行清洁与维护的工作，脑内垃圾的严重性远远超过厨房垃圾的严重性。因为大脑的清洁关乎全身的健康，现在了解关于大脑清洁排毒的主要功能，可能关乎未来精神疾病的预防和治疗。所以大家要养成好的睡眠生活习惯。

睡眠对于新陈代谢、免疫系统、心脏健康等都至关重要。

睡眠质量直接影响我们的情绪，睡眠不足的人最直接的表现就是暴躁、易怒。

如何帮助睡眠呢？

· 固定睡眠时间，形成生物钟。睡眠黄金时间是晚上 10 点到早上 4 点，最好不要熬夜，不要超过 11 点上床睡觉。

· 睡前做一点伸展运动。上床前先花 5～10 分钟放松。如果你在睡觉前感觉到肌肉紧张，那就表示你的身体正像个弹簧，而你得花大半个晚上放松。许多专家在观察人们睡觉时发现，很多人睡觉时完全无法放松肌肉。一般来说，身体在一连串抽搐和扭动后会想办法放松。但有一些人一晚上肌肉处于抽搐和扭动状态，睡眠质量很差，醒来也会很累。所以在床上花几分钟让身体放松，更容易进入睡眠状态。

· 就寝前务必清空胃部。这点至关重要，夜宵特别影响睡眠。

· 晚餐建议多吃聚糖，少蛋白质。因为糖类进入人体后会刺激胰岛素的分泌，胰岛素可以帮助色氨酸进入大脑，色氨酸会产生 5-羟色胺，这种物质帮助睡眠。而蛋白质进入人体形成氨基酸，氨基酸抑制色氨酸进入脑部，所以 5-羟色胺会减少，人就无法快速进入睡眠。

· 睡眠时保持房间黑暗，不要有一点光。当光线进入视网膜后，通过神经传导会影响大脑里松果体的激素分泌。当光线充足时，大脑会分泌 5-羟色胺让人活力充沛，心情开朗。但是到了夜晚，进入眼睛的光线减弱后，5-羟色胺就会转变成褪黑素，让人沉静，容易进入睡眠。所以任何一点光线都会影响褪黑素的分泌，想要深层睡眠就要保证房间的黑暗。

强调一下，褪黑素是一种与色素细胞有关的激素，由松果体分泌。褪黑素的产生与光对眼睛地照射有关，即使只是极为微弱的光也会影响褪黑色的分泌。所以卧室一定要有很厚的窗帘遮光，保持睡眠时没有任何的光线干扰。现在很多人喜欢开着电视、电脑、手机睡觉，长此以往很不利于健康。随着年龄的增长，褪黑素的分泌会减少，这也是很多老年人睡眠时间很短的原因。研究也显示，抑郁症病人的褪黑素水平低于正常值。

目前褪黑素已经作为帮助睡眠药物广泛用于日常生活中。但是褪黑素的服用还是要在营养师的指导下服用，一般有低血糖的人不宜服用褪黑素。

• 睡前至少1小时升高体温。研究显示在体温上升后慢慢恢复正常体温的过程中，人会昏昏欲睡。所以大家可以尝试睡前至少1个小时泡澡或者泡脚来提升自己的体温，等体温慢慢冷却时，你会很快进入睡眠。建议泡澡时放一点薰衣草精油。

• 睡前不要喝咖啡和酒。很多人知道咖啡因会影响睡眠，但是很多人认为酒可以帮助睡眠，这个想法是错误的。我们晚上的睡眠会经历5个阶段：第一阶段昏昏欲睡；第二阶段轻度睡眠；第三、第四阶段是深度睡眠；第五阶段是做梦，眼珠会快速转动。一般喝了酒的人会很快进入睡眠，但是研究显示：喝了酒的人在后半夜会醒很多次，就表示乙醇虽可以帮助进入睡眠但不能持久。

• 保持卧室整洁，不要放花和尖锐的东西。房间整洁很重要，干净整洁的卧室有利于睡眠。还有鲜花不要放在卧室，很多鲜花散发的气味不利于睡眠，如百合。尖锐的东西在房间会容易导致做噩梦，陈设以圆形为主。一般也建议房间的色调要柔和。

• 床上用品可以选择纯棉／桑蚕丝／乳胶。这 3 种材质亲和皮肤，帮助人体深度睡眠。

• 睡前深呼吸。采取上文提到的呼吸法，睡前躺在床上进行，也可以帮助我们快速入睡。

• 洋甘菊／薰衣草帮助睡眠。睡前 2 小时可以喝一杯热的洋甘菊或者薰衣草茶，帮助放松神经，进入睡眠。

• 经常各国飞行有时差的人，可以通过断食来调整时差。每种动物都通过体内食物钟来控制睡眠，人在饥饿的状态下 16 小时，食物钟就会被激活，从而控制人的睡眠模式。所以我一般从美国回国，或者从国内去美国，在去机场的途中就会开始断食。等到了新的国家再开始吃第一餐，这期间往往都断食 16 个小时，我几乎不会受到时差的影响。

• 如果一个人实在有睡眠障碍，在营养师的指导下短期口服帮助睡眠的天然草木植物是一个快速的方法。因为褪黑素本身就是人体会分泌的，比安眠药安全得多。安眠药会大量消耗脑内酵素，长期服用可能过早地造成痴呆或者阿尔茨海默病。

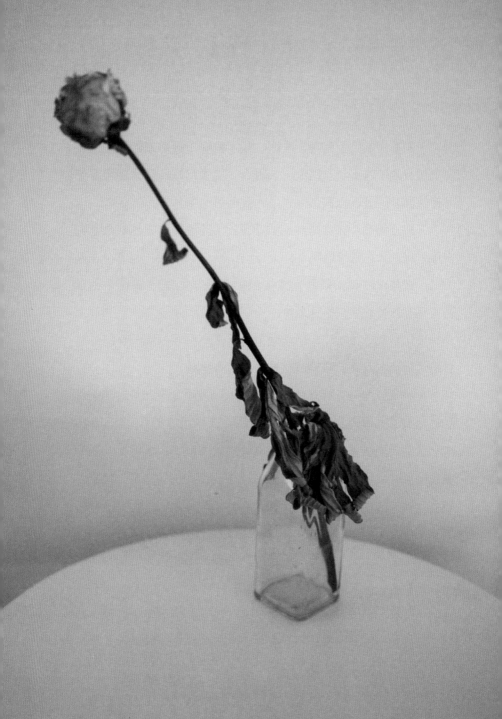

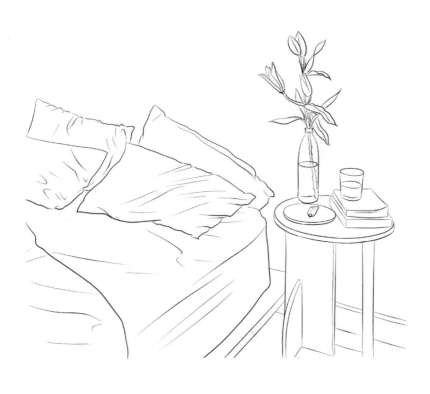

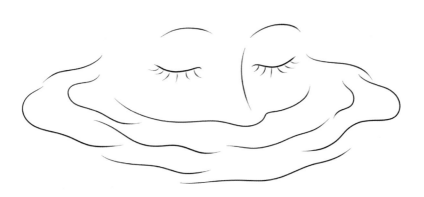

生活法则 8 · 享受阳光

享受阳光是很容易被大家忽略的一个生活法则。现代人大多光照不足，人们因为电脑、手机、电视等各种原因，不愿意进行户外运动了。但是阳光对于我们的健康却是至关重要的。阳光会增加人体对于氧气的吸收、降低心跳的速度、加速皮肤的新陈代谢、调节人体免疫功能、改善肌肉能量、杀菌，治疗黄疸。

晒太阳有利于促进钙质的吸收，因为人体对于钙质的吸收主要靠维生素 D。人体必须经由太阳中的紫外线照射到皮肤后合成维生素 D_3，再于小肠中结合钙的吸收。如果缺乏维生素 D，钙的吸收率就会受影响，即使吃再多的钙也无法帮助骨骼成长。阳光，就是上天送给人类的免费营养素。阳光对于儿童骨骼成长以及预防中老年人的骨质疏松，有相当大的帮助。

阳光直接影响人类心理与情绪健康。有研究显示长时间光照不足会导致抑郁症。

美国婚姻家庭治疗师布莱恩·百龄建议，如果可以改变生活中光照的形态，增加接触自然光照的时间，就可以促使家庭生活更加幸福美满。

自然阳光是促使人体身心健康的重要元素，而且是一项上天赐予万物珍贵且最方便取得的健康资源。

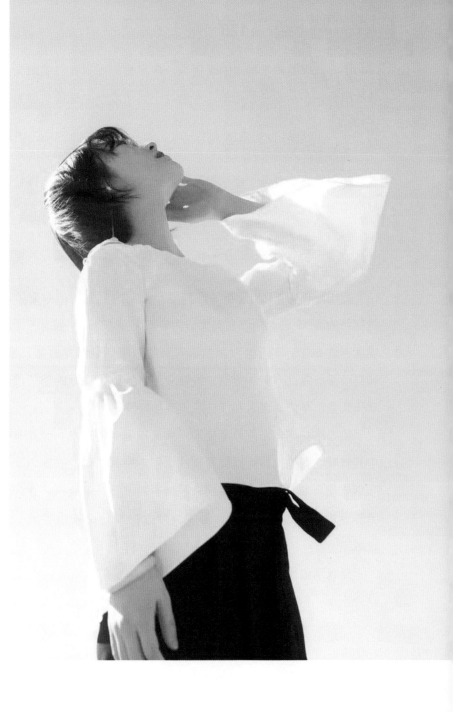

因此，想要追求健康的现代人，应尽量把握与自然的阳光接触的机会，多从事户外活动，不论对于情绪或是生理健康会有很大帮助。

冬天里只要阳光好我就会出门活动，无论是去游乐场还是爬山，都非常喜欢。我也喜欢不穿鞋，把脚放在草坪上，这样让我觉得接近大自然，感受大自然。

生活法则 9·维护室内空气质量

美国环保署 EPA 公布的资料显示：室内空气中的有毒物质是室外的 2～5 倍，所以在美国室内空气污染被 EPA 列为五大环境危害之一。空气污染引发的最普遍的健康问题就是过敏反应，如打喷嚏、慢性咳嗽、哮喘、慢性疲劳症候群。良好的空气质量对于儿童、孕妇、老人和慢性病人更加重要。

用心维护室内空气质量是现代人追求健康的重点，尤其是家中有哮喘问题的儿童，就要特别注意室内空气质量。在室内不要吸烟或使用油漆、香水、樟脑丸等含有刺激气味的物质。室内不要养宠物，因为动物皮屑、毛发、排泄物和分泌物很容易引起过敏。

建议室内使用除湿器、空气净化器。

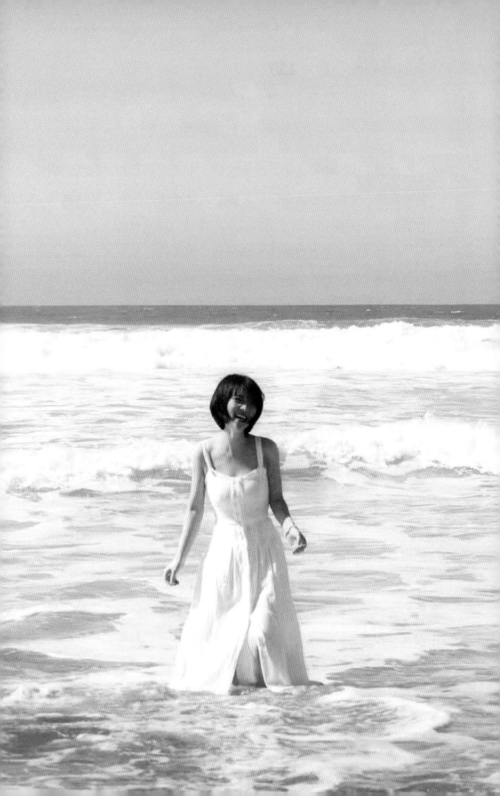

生活法则 10 · 提高免疫力

其实上述的精神法则、饮食法则、生活法则都会提高我们的免疫系统。免疫力简单来说就是保护人体不受各种病原微生物侵害的能力，人类 80％以上的疾病都和免疫力失调有关。

免疫系统的设计就好像军事网络，用来抵抗外来者入侵。这套系统的士兵就是白细胞，而白细胞又有好几种不同的分类，从事不同任务，就好像海陆空三军，各司其职。

免疫系统的中心就位于骨骼中的骨髓，骨髓会产生一种特殊的干细胞，其中有些细胞会释放到循环系统，供全身各处利用，这些细胞就叫做 B 细胞。其他骨髓所形成的细胞则会移动到位于心脏上方的胸腺，继续发育分化，这些细胞成为 T 细胞。这些士兵细胞会和其他的细胞联合起来，定出缜密的防御计划，在体内各个重要的交叉口集结，比如淋巴结，而这些集结点就好像控制指挥中心，细胞在此重新编队，攻击外来入侵者。

外来入侵者称作抗原的蛋白质分子，这些外来细胞可能是细菌或者病毒，因此免疫系统注意到这些外来细胞或者抗原时，就会予以摧毁。外来抗原是以不同氨基酸排序所组成的蛋白质，各有不同。为了对抗外来抗原我们的免疫系统必须识别外来抗原并对其发起攻击。当身体记住了每次对付外来者的防御工事，自然就可以获得免疫。比如：首次接触水痘时是一场硬仗，但是第二次面对时，身体就知道应该如何因对，于是战争就可以缩短时间，且更容易打胜仗，甚至根本不会生病。

提高免疫力首先就要学会不依赖药物，无论是中药还是西药。以吃药或涂药来止痛、止痒只是一时的治疗，并不能彻底解决问题。几乎所有的药物都会刺激交感神经，因此长期使用会使交感神经保持紧绷，造成免疫力下降，导致本来可以治好的疾病也变得无法治愈。尤其是消炎药、镇痛药、类固醇类等都会对身体造成伤害。通常我们使用的药物都是经过稀释的，量少才可以避免伤害。可是异位性皮炎病人，长期使用类固醇类药物就会造成身体负担。有的人胃不舒服时立刻服用抑制胃酸的药物，只会加速胃的恶化。胃药吃得越多，越伤害身体。

感冒发热也是身体为了跟病毒作战，必须提高体温来增加淋巴细胞；起疹子是免疫细胞努力把对身体不好的东西排出体外；不明疼痛或腰酸背痛是免疫功能为了改善血液循环，分泌一种让血管扩张的物质，它的副作用就是引起发热和疼痛。由此可见，健康不是靠药物来抑制病症，而是强化身体内部比任何药物都强大的免疫系统。

另外，自主神经失调，就会影响免疫力。自主神经分为活动时的交感神经和休息时的副交感神经，二者平衡，免疫系统便可以正常发挥功能。所以，劳逸结合有利于健康。长期处在高压下，或者过度懒散都会使免疫力下降。

很多人认为长时间不生病不好，其实不然。如果一个人身心灵平衡，免疫力足够强大，可以抵御所有的病原微生物，就不会生病。新谷宏实医生就在他 45 年的从医生涯中从来没有生过病。身体本来就具备健康走完一生的机制。

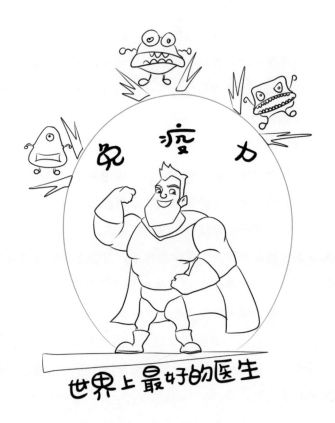

免 疫 力

世界上最好的医生

生活法则 11 · 断食排毒

我们的身体每天都会通过大小便、汗液这些基础活动来排毒，在这里我不再赘述。上面提到的油漱、洗鼻子、泡澡等其实都可以排毒。这里和大家说的"排毒"是如何有意识地通过"断食"来净化身体。

如果车子过了保养期，我们会担心车子可能出故障。身体排毒就像车子换机油，我们必须注意身体排毒。因为我们生活在一个污染严重的世界，尤其是饮食早已低于健康水准，因此身体会承载超出身体的合理限度的毒素。自古至今，其实有许多卓越的营养学家认同断食的健康帮助。只是近百年医学快速发展后，日新月异的新医学观念使得人们忽视断食疗法，甚至担心断食后会出现副作用。仔细观察，其实很多文化和宗教都有禁食的传统，如：犹太人在赎罪日禁食、基督教教徒禁食祈祷、印度教教徒在圣日断食、伊斯兰教穆斯林在斋戒日的白天禁食，而佛教僧人在苦修过程中也会断食斋戒或闭关。断食传统已经传承数千年，偶尔适度的断食不但不会对健康带来伤害，相反的，对于断食者的意识转换与提升是有帮助的。

现代人的饮食失衡是过度而非不足。站在医学的角度，断食就如同在个人的饮食习惯上喊"停"，趁机让消化器官适度休息，这其实相当合理。身体平时耗费许多能量在消化上，适度断食能让身体休息，并将能量转为身体所需的疗愈之用。

而且当你选择良好的食物以后，身体将是你的最佳助手，身体对于食物的感受会更加敏锐，让你分辨什么食物对你有利还是无利。我们常在动物身上看到这点，动物生病时本能地知道该吃什么。人类也可以重拾这种直觉和内在本能，帮助身体发展出评估食物对自己产生何种影响的能力。更重要的是身体可以让自己知道哪些食物有益或无益，如此便可以发展出真正个人化的饮食。当你吃到正确食物时，身体感觉会很棒。吃到某些应该避免的食物时，身体就会告诉我们。我们会明显感到消化不良、身体不适、呕吐、腹泻。一般来说，相关警告可能更加微弱，如疲倦感、头痛、关节痛，有时是类似流感的症状，另外还会发生炎症等情况。

你若希望身体可以评估何种食物对于自己有益，就必须将它当作工具，一种有用、正确、清楚，而且必须是干净的工具。因此，当你的身体堆满垃圾，很难想象它会有分辨食物好坏的敏感度，这就是我建议某个阶段采用饮食净化或排毒的原因。身体净化了以后，就会对吃进去的食物更加敏锐，会给予身体更多的反馈。下面介绍几种有效温和断食排毒法。

单一饮食法

单一饮食法就是在同一时间只吃一种简单低敏的食物。单一饮食法可提供人体基本营养。单一饮食不是一套完整的饮食计划，它的特点是只吃单一食物一段时间，诱发代谢压力以刺激身体释放出毒素。单一食物仍然含有营养，这表示身体不像严格的喝水禁食那样承受过大压力。同时，每个人对于食物反应有极大差别，单一饮食犹如让身体恢复到干净不复杂的状态。单一饮食法也可以帮助我们重新找回味蕾，而且锻炼我们的意志力。

最简单的单一饮食就是"糙米断食法"，这是日本正食法（Macrobiotics）创建者 Michio Kushi 先生发明的单一饮食法，就是连续3～7天吃糙米饭，可以搭配一点芝麻盐来调味。

芝麻盐的做法：盐与芝麻按1：20的比例，把芝麻粉放在锅中小火炒热，加海盐再炒1分钟即可。芝麻盐搭配糙米味道很好。3～7 天内一日三餐都吃这个，细嚼慢咽。饮料就是热水。

这种单一断食法可以在换季的时候去尝试。帮助身体排毒，不易在换季时生病。

柠檬排毒法

柠檬排毒法较糙米断食法更加强烈，但是绝对的安全有效且减肥排毒的效果惊人！

柠檬排毒法的创始人是 Stanley Burroughs 医生。在这里我只是把步骤告诉大家，关于其原理，大家可以作为延伸阅读去看 *The Complete Master Cleanse*（Tom Woloshyn.）这本书。

柠檬排毒法的步骤：

• 柠檬排毒法为期 10 天，完成柠檬排毒法需要强大的毅力。当然还是要根据个人的情况，如果你无法坚持 10 天，就没有必要勉强自己。

• 准备材料：有机枫糖、大量的柠檬、辣椒粉、草本排便茶、有机海盐。

• 如果第二天准备做柠檬排毒法，请在前一天晚上喝一杯草本排便茶。

• 在这 10 天内，每天早上起床喝一杯温热的盐水帮助排肠毒。原版是要求喝 1 L 的盐水，这点我个人觉得没有必要。我建议 250～500 mL 就可以了。海盐水帮助肠道排毒。

• 一整天都只是喝特制柠檬水（每次大概 250 mL）＋一勺枫糖＋柠檬汁（30 mL）＋辣椒粉少许。一天可以喝 6～12 杯

（依照各人情况而定）。

• 10 天内饮食内容都是一样：早上一杯温盐水，一整天喝 6～12 杯加了柠檬、枫糖、辣椒粉的水。晚上如果觉得体内还有宿便，可以再喝一杯排便茶。但不要连续每晚喝，可以隔几天喝一次，直到宿便排干净。

• 10 天结束后，不能马上吃食物。

• 第 11～12 天三餐喝点米油。这里的米油就是一把糙米加一小段葱，慢火熬煮 2 小时，不吃米，只喝米油。

• 第 13 天早上还是米油，中午和晚上吃蔬菜沙拉。

• 第 14 天开始慢慢恢复饮食。

• 循序渐进的恢复饮食，舌苔由白变粉。

柠檬排毒法一定要在身体状态允许的情况下进行，很多人没有办法做到 10 天。那也可以 7：3 或者 6：2。就是排毒 7 天，恢复 3 天或者排毒 6 天，恢复 2 天。这里的 3 天和 2 天都是喝米油。恢复期真的至关重要，一定不能断食后马上吃固体食物。

柠檬排毒法帮助人体大量的排毒、体重会减到健康范围、皮肤变得细腻白皙，恢复味蕾。很多人开始的初期出现头昏是身体排毒造成的，几天就会好转。几天后头脑不但不昏，反而会非常清醒和思路清晰。但是这个方法建议一年做一次就好了，因为它比较强烈，不可以经常做。女性月经期不要做柠檬排毒。关于此种排毒法大家如果还有任何疑问，可以给我微博留言，我会一一解答。

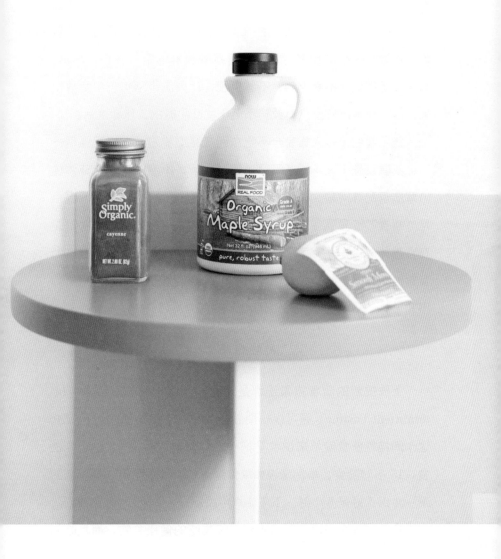

一天完完全全断食

这种方法比较简单，就是一个星期或者一个月，选择一天完完全全的断食。期间可以喝点热草本茶，如牛蒡茶。大家可以选择不用上班，能够轻松独处的周末来进行一日断食。在这一天散散步，做些轻松的伸展运动，尽量接触新鲜的空气和自然环境。期间不玩手机、不看电脑、不看电视，让大脑也从信息中解放出来。这种断食既安全又有效，不至于扰乱平时的工作和生活。

我了解到很多人靠完全不吃东西来减肥排毒，这点我强调一下：我建议是 1 天，最多不可以超过 3 天，不然很容易造成体内电解质紊乱等问题。在美国有一些营养医学的机构，他们的观点是"断食"就是要完完全全地不吃，只可以喝水。但是客户都是在营养师的监护下完完全全断食超过 3 天以上。如果自己在家断食超过 3 天很危险。或许你可以瘦下来，但是有些隐藏的危害你不知道。

间接性断食

上面提到的断食排毒法都是短期的，但是间接性断食（Intermittent Fasting）是可以长期做的。它可以变成你的饮食习惯。这个间接性断食简单来说就是把一天分为 8：16。在 8 小时内进食，16 小时禁食。举例来说如果你今天早上 8 点吃第一餐，那到下午 4 点正好是 8 小时。下午 4 点你就不可以再吃任何的东西了。在进食的那 8 个小时你可以吃任何你想吃的健康食物，而且吃到饱。间接性断食可以让你的身体有时间休息，尤其是消化系统、胰岛素。我自己非常非常喜欢间接性断食，它现在也是我的饮食习惯。而且我所有的客户都反应这种断食是最容易、最不痛苦的一种方法。

关于排毒你要知道的好转反应：

好转反应是一种身体在净化或排毒过程中所导致的身心综合反应。几乎所有的排毒都会出现令人难受的"好转反应"。

·神经肌肉方面：肌肉疼痛、头痛、头昏、恶心、没有胃口、虚弱无力、麻木、口干舌燥。

·心理方面：沮丧、易怒、呆滞、紧张。

·睡眠方面：突然嗜睡或者失眠。

·代谢方面：新陈代谢过度旺盛、出汗、潮红、发热、心跳加速、过度换气、新陈代谢变慢，身体寒冷。

·排出大量黏液：舌苔变白或者变黄、鼻涕变多、多痰、不舒服、疼痛等类似感冒的症状，有些女性白带会增加。

·肠胃方面：肠胃不适、口臭、腹泻、便秘，通常粪便的颜色会变深并有恶臭。

·皮肤排毒：青春痘、红疹、水痘、瘙痒。

·尿液方面：尿频、尿液颜色或气味发生改变。

·其他：局部肿胀或疼痛。

好转反应通常不超过两三天，但有些人会持续好几个星期，直到毒素排完为止。

任何断食排毒后，平日的饮食生活中的不良习惯应该调整，才能维持断食所带来的益处。切记任何的断食都有恢复期，米油是很好的帮助胃恢复的食物。

排毒法请在身体健康的状态下进行，否则请在营养师或者医生的指导下进行。

简单总结几类人不适合自行断食排毒：

· 身体虚弱，脸色苍白者。

· 厌食症病人。

· 胃出血病人、溃疡性结肠炎病人、急性心肌梗死病人、痛风病人。

· 哺乳期妇女。

· 糖尿病病人。

生活法则 12 · 我的家庭"药箱"

很多人家里都会有一个药箱，尽管我和我的家人几乎都不吃药，但是我家里也有一个特殊"药箱"。我的"药箱"里面没有任何的药物，但很多时候它帮助我和家人朋友解决一些常见问题。那我的"药箱"里面到底是什么呢？其实它们都是一些健康品。如益生菌、膳食纤维、草本、乳蓟草、天然消炎药、抗氧化物等。

现在吃保健品的人越来越多。保健品的销售额每年都在增加。很多人每天服用 3 种以上的保健品。关于保健品的选择我要给大家一些提醒：

· 有需要再吃：很多人身体营养很健全，依然买很多保健品吃，这样不但造成浪费，还造成身体负担。

• 注意药物交互作用：如果你现在正在服用药物，服用保健品就一定要知道它会不会对药物有影响。比如姜黄素不可以和控制血糖药物一起服用，银杏叶不可以和抗凝血药物一起服用，鱼油不能和钙片一起吃等。

• 保健品的服用时间很讲究：如益生菌一般要求早上或者晚上空腹服用，B 族维生素要早上饭后服用，鱼油也是饭后吃，钙镁片睡前服用等。

• 不要超过每天建议量：服用保健品一定要注意看剂量，每种营养素不要超过每天建议摄入量。

• 原料很重要：选择保健品一定要选择有机老品牌，因为它们的原料相对来说好很多。比如鱼油，不同品牌的鱼油质量可以天差地别。油的品种不同、提取方法不同，都会产生质量的偏差。美国 / 澳洲五款市售鱼油有两款甚至检测出甲基汞、戴奥辛（二噁英）、多氯联苯污染物质。本来是要保健的，反而伤身。鱼油稳定度差，建议买生产日期近的。那种放了几年的鱼油真的不要吃了。很多市面上快到日期的鱼油都会打折就是这个原因。

不只是鱼油，很多保健品都爆出过问题：B 族维生素胶囊含抗生素，姜黄粉含铅，蜂蜜含雌激素等。

• 建议选择含"有机认证"的保健品：很多保健品含转基因成分在里面，这种保健品不如不吃。

• 不要自行下判断去乱买保健品：当你身体出现一些症状，首先你要做的是去医院检查看看这些症状背后有没有严重的健康问题。很多时候自己乱下判断乱买保健品吃，往往造成病情的延误。比如：手脚冰凉，这虽然是一个常见的问题，但也有必要去体检看看自己心血管是否正常。因为我们体内供血都是先保护重要器官，一个人如果心血管有问题，造成血流不畅，血液总是先保护主干。这时没有办法到达四肢。有些人买促进血液到末梢神经的保健品，如银杏叶。这时会很危险，虽然手脚暖了，但是主干部位缺血会造成很严重的问题。

• 6 岁以下不要吃保健品：我看过很多案例都是父母给 6 岁以下小朋友吃保健品，造成不可逆转的伤害。

• 对症下药：保健品和药物一样，你要吃对才可以解决问题。很多人搞不清保健品的作用就吃。不如：你想要补充 DHD 和 EPA 必需脂肪酸，你可以吃鱼油，但是有人却去吃鱼肝油。虽然一字之差，但是作用大相径庭。鱼肝油补充维生素 A 和维生素 D。鱼油补充 ω-3 必需脂肪酸。叶黄素也不是对所有眼部问题都有效果，它只针对于眼部黄斑部病变有帮助。很多人不看眼部真正需求就天天吃叶黄素。

• 孕妇、儿童这类特殊群体，不建议自行去补充保健品。这两类人群请在妇产科医生和儿科医生指导下服用。

简而言之，饮食均衡是最好的营养素来源。如果一定要补充保健品，建议在营养师指导下服用。

第四法则

习惯法则

The Laws of Habit

当你知道了一些好的精神法则、饮食法则和生活法则，这时接纳并付诸行动才是关键。养成好的习惯，让这些法则成为你生活中的一部分。每天一小步，健康一大步！

信念的改变需要行动支持。必须将体悟以行动展现，时时刻刻感知自身的责任。行动代表的是最高等的道德品行，唯有通过行动，片刻不忘才能矫正或消除习惯的能量。

——杨定一

习惯养成法则

无论做什么事，只要习惯了就好，一旦习惯了以后，就一点都不难。下面是我每天大致的作息习惯：

7:00AM，起床。开始静坐 10 分钟。

7:10AM，含一口椰子油，开始洗脸、烧水来泡一壶热的柠檬水。

7:30AM，吐掉椰子油，开始刷牙。皮肤护理。

8:00AM，喝一杯温热的柠檬水。开始做早饭。早饭的内容一般都是燕麦粥、糙米粥、藜麦饭或者鸡汤面。随心情随气候换着吃。下一本书关于健康食谱，到时候会一一和大家分享。一般春夏季我都会早饭前喝一杯小麦草＋柠檬榨汁，养肝排毒。

9:00AM，开始工作。做自己喜欢的工作，让我感到充实。

12:00PM，休息 20 分钟。躺在床上听听喜欢的音乐做深呼吸。

12:30PM，吃午饭，坚持健康饮食。我一般周一到周五都坚持在家吃。周六周日一般和朋友家人出去玩，就尝试外面的美食。自律和放纵相互协调。

1:30PM～4:00PM，继续看看书，工作之类。

4:00PM，一般我一周固定3～4次去美容院做护理。艾灸、淋巴排毒、肩颈按摩、揉腹、开背、胸部护理等。

7:00PM，看看喜欢的电影或者和朋友聊聊天。写日记，记录这一天发生的开心的事。

8:00PM，泡澡。

9:00PM，静坐；睡前伸展运动和深呼吸。

10:00PM，关灯睡觉。

很多人看完会觉得这样生活会不会很麻烦，其实习惯就好。如果现在你让我吃垃圾食品、喝碳酸饮料、熬夜、喝酒，我反而做不到。所以，当你习惯于健康生活，自然就无法忍受一些伤害身体的习惯。

不论做什么选择，你都可以用心并付诸行动。决定做什么的心态并不难，只要一点点意志力，绝大多数人都可以做得到。

作为营养师，接触到很多亚健康的人，发现了一个规律就是进入高中时期，不少人会出现与父母相同的疾病，如糖尿病、高血压、心脏病或者癌症。子女容易出现和父母相同的疾病，其实有时候并非接受了上一辈的遗传基因，而是承袭了导致疾病的相同生活习惯。

习惯可以改变基因

随着年龄的增长，要修改已经养成的习惯很困难。年幼时养成的习惯会深深扎根，并影响一个人的一生。所以，尽早养成好的习惯很重要。

人的体质由两个重要因素决定，一是来自父母的遗传基因，二是生活习惯。

如果孩子继承了父母正确的饮食习惯，好的生活习惯，那下一代的癌症遗传因子可逐渐减弱。就是说继承好的生活习惯，能够改变基因。基因是与生俱来的，但是习惯可以靠努力和意志力来改变。因此，习惯的累积能使遗传因子向正向或负面方向改变。所以养成帮助到自己的好习惯，也可以帮助你的下一代。

唯有彻底体悟，才能真正改变现状。彻底的体悟会带来心念的转变，心念的改变会改变我们的一切，包括信念、价值观、性格等。不要等到什么大手术才想要改变。生活中听到太多人说"我经历了一场大病或者大的手术，开始准备健康生活"。其实改变就应在当下！

如何改变习惯

习惯就是一种我们一再重复的行动，一种常被运用的行为。只要从事新行动，停止思考旧习惯，习惯很容易就改变了。改变的力量是人人与生俱来的能力。事实上，它正是我们进化的最大动力，让我们可以不断适应环境变迁。常忆及自身拥有的诸多好习惯，便能将我们带回到情绪和精神上的平衡。让我们顿然意识到每个人内在就有如此奇妙的力量。每天找一个安静角落，花几分钟时间想象自己做新习惯的动作。我们也要学会感恩自己每次养成的好习惯。

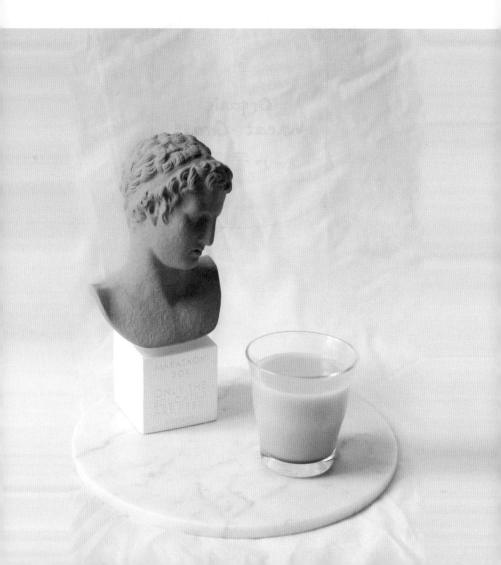

　　简而言之，习惯不过就是经常使用的行为，我们就应该用行为去改变行为。每天重复一个好习惯，有一天就会发现这个习惯已经成为生活的一部分。

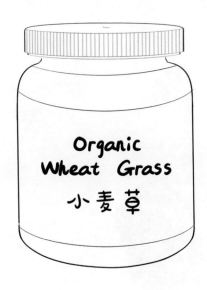

推荐阅读

日本纪录片《人生果实》，日本导演伏原健之拍摄，讲述津端夫妇生活的纪录片，非常的温馨感人，活得越久，人生就越加美好。孜孜不倦，不紧不慢。

日本电影《小森林》，日本导演森淳一执导，桥本爱主演的美食剧情电影。好好吃饭，真的是每天最神圣和重要的事。回归最简单的生活追求生命本质，通过美食治愈人心。

美国纪录片《食品公司》（*Food，Inc*），导演是 Robert Kenner. 主演是 Michael Pollan / Eric Schlosser. 这部纪录片我多次推荐过，绝对是了解现代食品的入门纪录片，强烈推荐。

美国纪录片《渴望革命》（*Hungry for Change*），导演是 James Colquhoun / Laurentine Ten Bosch. 揭秘减肥行业是食品公司的幕后秘密。

美国纪录片《健康饮食》（*Food Matters*），导演 James Colquhoun / Carlo Ledesma. 告诉你健康饮食的重要性。

2001 年美国治愈剧情电影《心灵病房》（*Wit*），导演是 Mike Nichols. 主演 Emma Thompson. "化学药物消灭了我的癌细胞，也消灭了我的免疫细胞；年轻的医生和年长的学者一样，要研究而不是要人性。"

2006 年美国电影《深夜加油站遇见苏格拉底》，导演 Victor Salva，主演 Scott Mechlowicz. 值得反复翻看的电影，思考人生意义。

书籍《生食法》（*Macrobiotic Diet*），作者 Michio Kushi / Alex Jack. 生食法创始人是日本人 Kushi 先生。它是营养学中很重要的一大体系。

书籍《肠道健康法》，作者新谷弘实。

书籍《真原医》，作者杨定一。

书籍《救命饮食》（*The China Study*），作者柯林·坎贝儿。

书籍《救命圣经—葛森疗法》（*The Gerson Therapy*），作者夏绿蒂·葛森。

书籍《柠檬排毒法》（*The Master Cleanser*），作者 Stanley Burroughs。

书籍《脉轮全书》（*Wheels of Life*），作者安诺德·朱迪斯。

书籍《孤独六讲》，作者蒋勋。

参考文献

[1] Dr. BruceFile. Oil Pulling Therapy. Detoxifying and Healing the Body Through Oral Cleaning [M]. Colorado Springs：Piccadilly Books，2016

[2] Michio Kushi and Alex Jack. The macrobiotic Path To Total Health [M]. New York：Ballantine Books，2003

[3] T·柯林·埃贝尔，托马斯·M·坎贝尔，救命饮食 [M]. 吕奕欣，倪婉，译. 北京：中信出版社，2011

[4] 伊恩·高勒. 你能够战胜癌症 [M]. 康洁，译. 台北：柿子文化，1984

[5] 夏洛特·葛森，莫顿·沃克. 葛森疗法 [M]. 姚念祖，邓捷文，陈师兰，译. 台北：柿子文化，2001

[6] Tom Woloshyn. The Complete Master Cleanse [M]. Berkeley：Ulysses Press，2007

[7] 陈月卿. 全食物调养秘籍 [M]. 北京：东方出版社，2012

[8] 新谷弘实. 不生病的生活 [M]. 台北：如何出版社有限公司，2007

[9] 新谷弘实. 肠道健康法 [M]. 台北：晨星出版有限公司，2008

[10] 杨定一. 真原医 [M]. 长沙：湖南科学技术出版社，2013

图书在版编目（CIP）数据

身体，你好吗 ACI营养师的健康法则 / 韦红宇著. -- 长沙：湖南科学技术出版社，2018.10
ISBN 978-7-5357-9965-4

Ⅰ．①身… Ⅱ．①韦… Ⅲ．①膳食营养②食物养生Ⅳ．①R151.4②R247.1

中国版本图书馆CIP数据核字(2018)第228627号

SHENTI, NIHAOMA ACI YINGYANGSHI DE JIANKANG FAZE
身体，你好吗 ACI营养师的健康法则

著　者：韦红宇
责任编辑：王　李
文字编辑：唐艳辉
出版发行：湖南科学技术出版社
社　　址：长沙市湘雅路276号
网　　址：http://www.hnstp.com
湖南科学技术出版社天猫旗舰店网址：
　　　　　http://hnkjcbs.tmall.com
印　　刷：长沙湘诚印刷有限公司
　　　　　（印装质量问题请直接与本厂联系）
厂　　址：长沙市开福区伍家岭新码头95号
邮　　编：410008
版　　次：2018年10月第1版
印　　次：2018年10月第1次印刷
开　　本：880mm×1230mm　1/32
印　　张：5.125
书　　号：ISBN 978-7-5357-9965-4
定　　价：32.00元